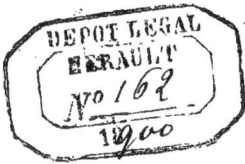

Dr Étienne CABANES

Du

Sérum Artificiel

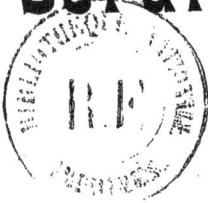

DANS LES

Pneumonies graves

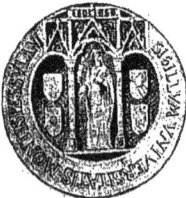

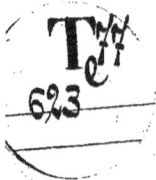

IMPRIMERIE CENTRALE DU MIDI (HAMELIN FRÈRES)
MONTPELLIER.

DU

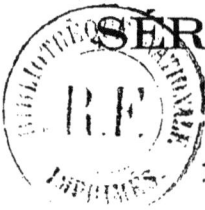

SÉRUM ARTIFICIEL

DANS LES

PNEUMONIES GRAVES

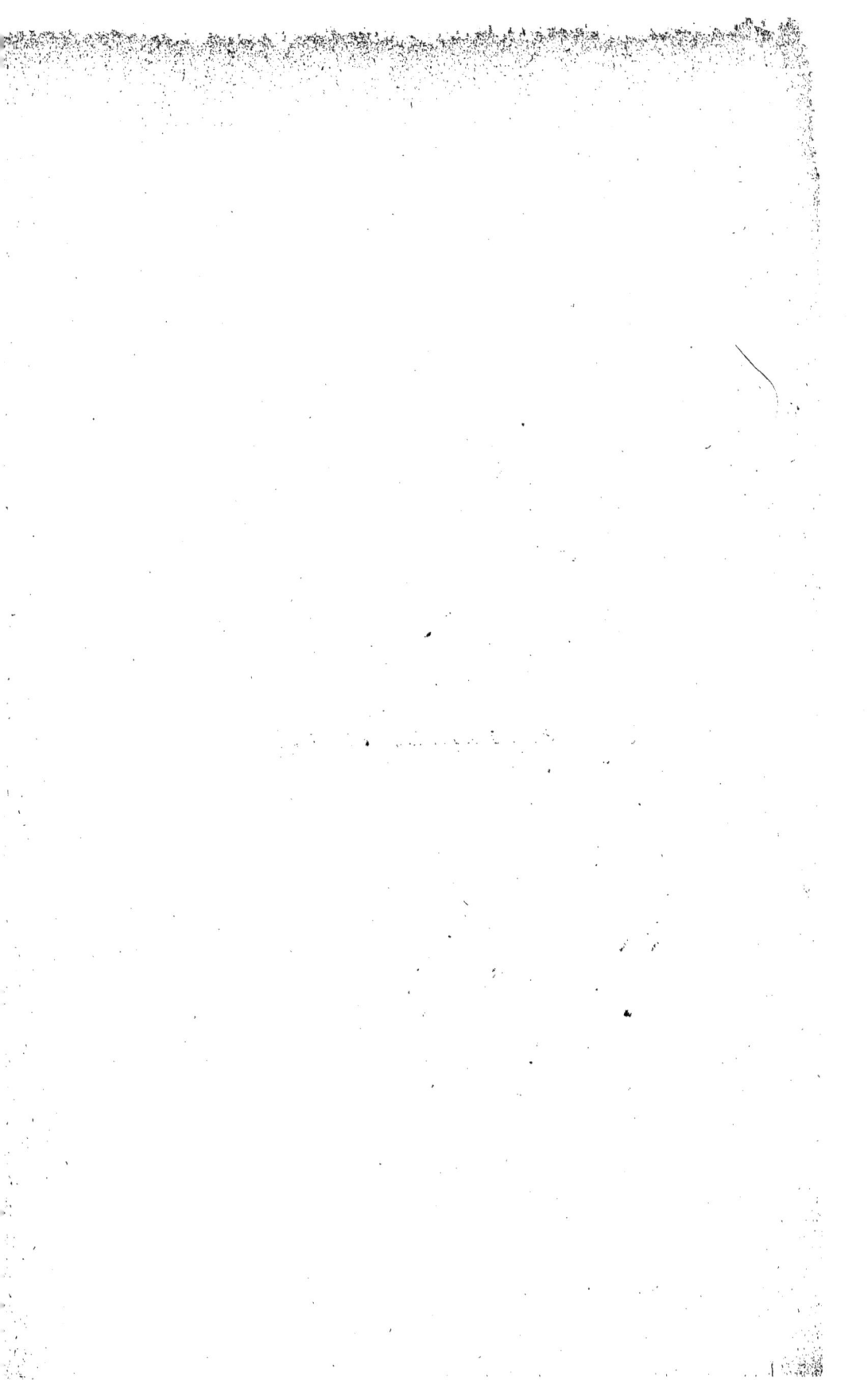

DU

SÉRUM ARTIFICIEL

DANS LES

PNEUMONIES GRAVES

PAR

Étienne CABANES

DOCTEUR EN MÉDECINE

Interne de l'hôpital civil de Mustapha
Ancien Aide d'anatomie à l'École de médecine d'Alger

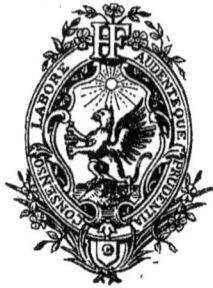

MONTPELLIER

IMPRIMERIE CENTRALE DU MIDI

(HAMELIN FRÈRES)

1900

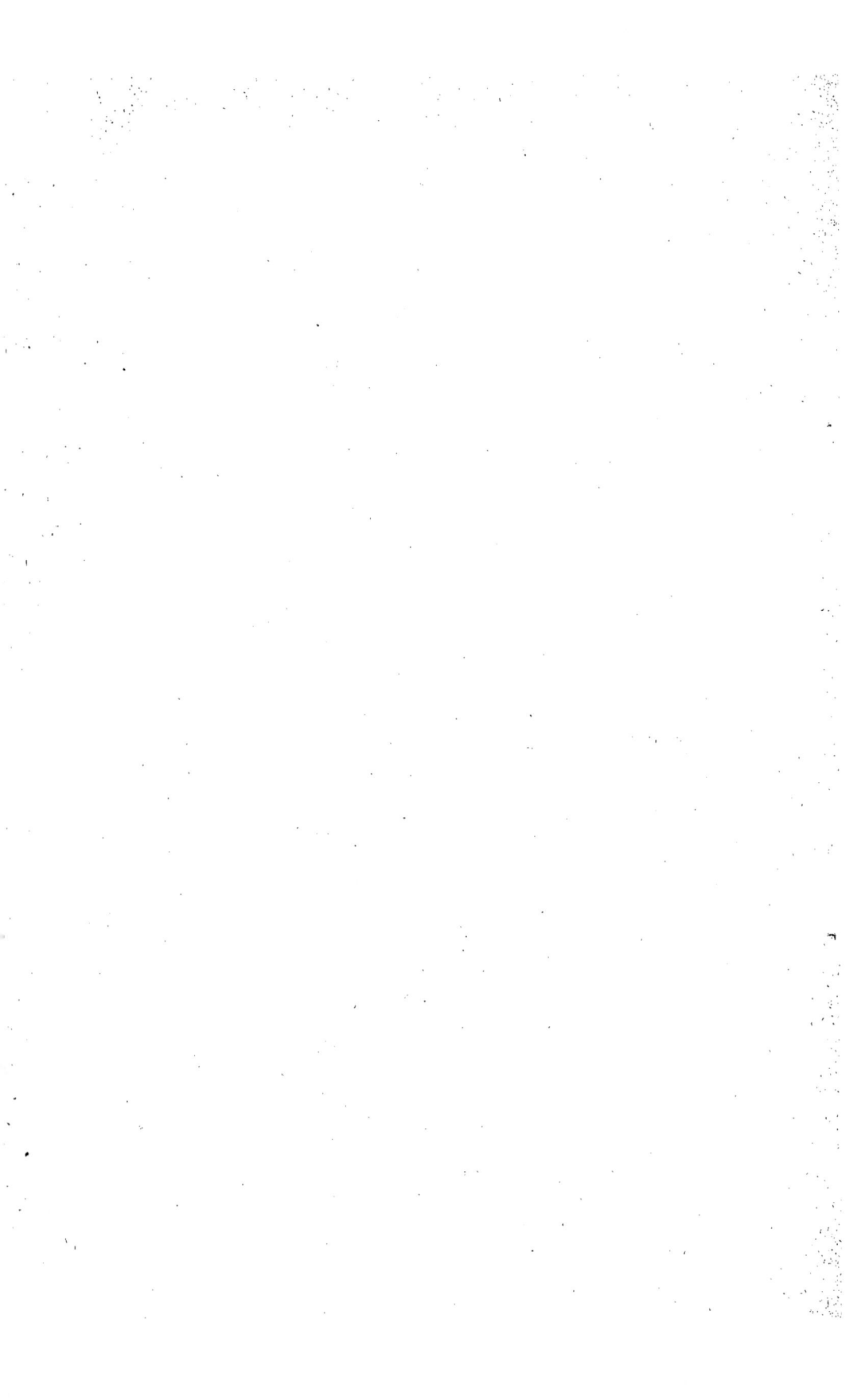

MEIS ET AMICIS

———

Parvenu au terme de nos études médicales, nous tenons à remercier nos Maîtres de leurs savantes leçons et de leurs bons conseils, d'abord nos Maîtres de l'hôpital civil de Mustapha :

MM. les professeurs Bruch, Cochez, Gémy, Rey, Soulié, Trabut, Vincent, M. le Dr Salièges, dont nous avons été tour à tour l'externe et l'interne.

Nous remercions nos Maîtres de l'École d'Alger : M. le professeur Trolard, dont nous sommes heureux d'avoir été l'aide d'anatomie, dont nous nous rappellerons la science et la bonté ; MM. les professeurs Labbé, Hérail, Moreau, Brault et Blaise ; M. le Dr Laporte, M. le Dr Leblanc, prosecteur d'anatomie.

Nous devons remercier aussi nos Maîtres de l'École des sciences d'Alger et de la Faculté de Montpellier : M. le professeur Ducamp, qui nous a fait l'honneur de présider cette thèse ; MM. les professeurs Granel et Bosc, M. le professeur agrégé Galavielle, dont nous ne saurions oublier la grande bienveillance. Nous n'oublierons pas l'amabilité avec laquelle nous a accueilli M. le Dr Jeanbrau, chef de clinique chirurgicale.

Nous renouvelons à nos amis de l'internat d'Alger l'assurance de notre amitié, en nous ressouvenant du profond attachement qui nous lie tous à la chère mémoire de notre ami Roquigny.

Nous remercions nos camarades de l'internat de Montpellier de leur cordiale réception.

E. C.

INTRODUCTION

Quelques cliniciens pensent qu'on abuse des injections salines dans les infections médicales, et c'est une idée fondée sur
la méfiance ou le scepticisme qu'ils éprouvent à l'égard de
cette médication bonne à tout faire. Vraiment, le sérum artificiel n'est pas une panacée ; sa vertu thérapeutique ne saurait agir sur toutes les maladies — mais elle peut agir sur
presque tous les individus. De là ses indications générales.
A l'aide du sérum, on gagne du temps ; on donne une force
momentanée aux surmenés de l'infection, comme un regain
de bonne vie physiologique ; on facilite l'élimination des toxines, parce qu'on active la circulation sanguine et parce qu'on
ouvre les reins. Parfois, quand on a gagné du temps, on a
sauvé le malade.

A ce seul titre, l'usage du sérum paraît indiqué dans la
pneumonie où souvent une résistance brève est plus à craindre que la virulence même des microorganismes facteurs de la
maladie.

De là à dire que le sérum artificiel est un remède spécifique
de la pneumonie, en injecter dans tous les cas, graves ou non,
en un mot s'en servir d'une façon systématique, il y a loin.

Ce serait tomber dans une erreur analogue à celle de ces thérapeutes absolus, tour à tour proclamateurs de la puissance d'une seule méthode. Faut-il rappeler les élèves de Bouillaud, qui ont saigné à tort et à travers, les successeurs de Louis, de Dielt, de Magendie et de Skoda, pour qui l'expectative radicale était souveraine ? D'emblée, les injections salines paraissent inutiles dans les pneumonies franches, normales, à cyclisme classique. Une médication réservée, aidant à l'effort de la « natura liberatrix », vient à bout facilement de ces formes régulières. Nul ne le conteste. Par contre, en face de pneumonies atypiques, bâtardes, infectieuses, il n'est pas de médecin qui n'ait constaté l'insuffisance des moyens jusqu'ici usités : saignée, bains, digitale, strychnine ; j'en passe et des meilleurs. Dans ces formes anomales, dans les pneumonies doubles, dans celles des alcooliques et des dégénérés physiques, l'usage des injections salines semble donner des résultats inespérés. D'autre part, lorsque l'infection n'est plus un accident local, simplement pulmonaire, mais devient générale, empruntant aux symptômes typhoïques leur caractère spécial de gravité, lorsque l'imprégnation toxique paraît s'accroître dans de larges proportions, la médication saline s'impose également, tant elle modifie infection et intoxication.

C'est l'action des injections salines dans les pneumonies graves que nous nous proposons d'étudier, de définir, de résumer d'après les travaux déjà connus en y ajoutant quelques observations personnelles.

Tout d'abord, deux mots d'historique. Les auteurs sur ce sujet sont assez brefs. Tout au plus quelques considérations accompagnent-elles les premières observations de pneumoniques traités par des injections intra-veineuses ou sous-cutanées. Pour trouver nettement indiquées les réactions de l'organisme consécutives à chaque mode d'injection, pour trouver la physiologie pathologique du malade ainsi traité et les indications de la méthode, il faut arriver à l'étude importante de MM. Bosc et Vedel de la *Revue de Médecine* (1897).

Quoi qu'il en soit, les observations paraissent assez nombreuses à l'heure actuelle pour juger de la méthode.

Parmi les plus anciennement relatés, il suffit de citer les cas de Galvagni, les cas de Bassi, de Roger, de Barré.

Depuis les cas de Bosc et de Vedel, il faut mentionner encore ceux de Morano, de Hoüel et de Reynaud. Tous ces auteurs parlent de pneumonies graves, adynamiques, ataxoadynamiques, infectieuses, dans lesquelles l'action du sérum artificiel leur a semblé remarquable. Nous y reviendrons plus loin.

Nous avons déterminé le plan de cette étude ainsi qu'il suit :

Dans une première partie, exposition des observations. Statistique générale des cas connus.

Dans une deuxième partie, analyse de l'effet produit par les injections sur la température, le cœur et le pouls, le système nerveux, le rein, le système digestif, sur le sang.

Dans un troisième chapitre, comment agit le sérum ? Du sérum à injecter. Des doses.

Dans un quatrième, des indications et des contre-indications.

Dans un cinquième, des avantages et des inconvénients du sérum. Comparaison avec divers modes de traitement actuels.

Enfin nous développerons des conclusions.

DU

SÉRUM ARTIFICIEL

DANS LES

PNEUMONIES GRAVES

～～

CHAPITRE I

OBSERVATIONS

Observation I

Pneumonie migratrice. — Injection sous-cutanée. — Guérison

R... Antoine, jardinier, âgé de vingt-huit ans, entre vers la nuit, le 2 mars 1898, dans le service de notre maître M. le professeur Trabut (salle Pasteur). Passé personnel peu chargé. Constitution moyenne. Alcoolisme.

Le malade s'est alité la veille, vers les cinq heures du soir, en se plaignant de grands frissons et d'un point de côté à droite.

3 mars. — Le malade répond de travers aux questions qu'on lui pose, ou ne répond pas, en pleine stupeur. Pouls 120, mou. Temp. matin. 39°8. Inspirations 42. Langue saburrale. Crachats colloïdes striés de filets sanguinolents. Submatité de la base droite diminuant

insensiblement vers la pointe de l'omoplate. Vibrations exagérées. Souffle dans la fosse sous-épineuse. Plus bas, une zone de râles crépitants très serrés qui s'allonge vers l'aisselle. Plus bas encore, râles nombreux dans toute la hauteur des lobes moyen et inférieur. Au poumon gauche, des râles crépitants disséminés. On a affaire à une pneumonie du sommet droit avec congestion active du restant des poumons.

Traitement. Digitaline. Ventouses scarifiées. (150 gr. de sang.) Potion de Jaccoud durant toute la maladie. Temp. soir 40°4.

4. — T. m. 39°8. T. s. 40°2. Insp. 45. Pouls 120. Délire. Crachats sanglants. Urines non albumineuses (600 grammes dans les vingt-quatre heures. Tr. Digitaline.

5. — Après une nuit de délire et de cris durant laquelle on a été obligé de reconduire plusieurs fois le malade à son lit, l'état est très mauvais : Hépatisation énorme de tout le poumon droit. T. m. 40° Insp. 50. Pouls dépressible 130. Urines 650 grammes. Suppression des crachats. Langue rôtie. M. Trabut prescrit une injection saline. L'injection de sérum artificiel (7,50 de ClNa pour 1000 d'eau), 500 grammes, est pratiquée au niveau des droits de l'abdomen à dix heures du matin. La température, quatre heures plus tard monte à 40°1, 40°2 et dès lors tend à redescendre. Le malade sort de la salle à plusieurs reprises pendant l'après-midi. Redoublement du délire. Peu de sueurs Légère diarrhée.

6 (Sixième jour de la maladie). — Nuit encore agitée, mais la défervescence thermique se dessine. T. m. 39°6. Le pouls est redevenu ample 98. Insp. 40. Urines d'un rouge noir, 2,100 grammes. Aux poumons quelques râles sous-crépitants, souffle diminué ; l'expectoration recommence. Tr. Strychine.

7. — Le malade répond bien, très calmé. T. m. 39°2. T. s. 38°4. Pouls 80. Insp. 38. Urines 1,200. Des râles de retour apparaissent aux poumons. Le souffle a disparu, mais la submatité paraît ne pas céder. Application d'un vésicatoire.

8. — T. m. 37°2. T. s. 36°6. Pouls 84. Insp. 32. Urines 700 grammes. Aux poumons, on perçoit encore de gros râles espacés.

9. — T. m. 36°4. T. s. 36°6. Inspirations 25. Urines 1,250 gr. Les symptômes pulmonaires s'amendent définitivement.

10. — Insp. 20. La submatité disparaît lentement. Convalescence assez longue.

Obs. I

Cabanès.

Observation II

BOSC et VEDEL (RÉSUMÉE)

Pneumonie (à streptocoques) du sommet, adynamique et migratrice chez un alcoolique. — Injections sous-cutanée au neuvième jour. — Inject. intra-veineuse au
dixième jour. — Guérison.

Alb.., quarante ans, débitant de liqueurs, alcoolique, présente un
état grave d'emblée. Prostration, état typhoïde; il est malade depuis
le 16 avril. T. 39° 7. Pouls 108. Resp. 40. Pneumonie du sommet droit.

22 avril. T. m. 39°3. T. s. 39°8. Pouls faible. État général grave.
Diarrhée abondante.

23. — Délire. Migration de la pneumonie en avant. Épistaxis.
Urines 825 gram. (Urée 23,78 par 24 heures, chlorures 1 gr. 32, albumine rétractile 0,50. T. 39° ; 39° 7.

24. — Au huitième jour, même état général, l'hépatisation continue
sa marche en avant. T. 38°7 et 39°4. Urines 1000. Densité 1016 (Urée
27 gr. 4 ; chlorures 2,7 ; albumine 0,30. Pouls dépressible 90. Respirations 46.

25. — Etat très mauvais. Pouls misérable. On fait une injection
intra-musculaire de 1000 gr. à 11 h. du matin. Température avant
l'injection, 39°4 ; après l'injection, une heure 39°5 ; trois heures 39°6 ;
quatre heures 39°6 ; six heures 38°3. Urines 750 gr. ? (Densité 1014 ;
urée 26,3 par litre, chlorures 3,85, albumine 6,20.

26 (12ᵐᵉ jour). — Etat aggravé. Injection intra-veineuse de 1800 gr.
en dix minutes à trois h. de l'après-midi. Avant l'injection, T. 38°8.
Pouls dépressible 96. Tension artérielle 13. Pendant l'injection la
pression monte de 13 à 19. Demi-heure après l'injection, la température
a baissé à 38° ; frissons, urination. Une heure après T. 40°1. Chaleur,
moiteur, vomissements. Quatre heures plus tard 37°8 ; cinq heures
37°6 ; six heures 37°2 ; huit heures 36°5.

27. — Amélioration grande de l'état général. T. 37°5. Pouls 80,
plus énergique et régulier. Urines 1750 c. cubes (urée 21 gr. 9, chlorures 5,25 ; albumine traces indosables. Elle disparaîtra complètement.

28. — La température oscille entre 37° et 37°5; le souffle a disparu ;
la respiration est facile.

Le malade sort guéri.

Observation III

Bosc et Vedel (Résumée)

Broncho-pneumonie (à pneumocoques) adynamique. — Deux
injections intra-veineuses. — Guérison.

Mc...., cinquante ans, portefaix, fortement alcoolique, entre au
cinquième jour de sa maladie, le 28 mai 1896, avec de l'hépatisation
de la partie moyenne du poumon gauche. Il se fait ensuite deux
poussées, dont l'une (31 mai) envahit le sommet et l'autre (2 à 3 juin)
l'aisselle. A l'entrée, affaissement, dyspnée marquée, état typhique,
adynamie exagérée à la troisième poussée : délire, pouls intermittent
et misérable.

3 juin (11° jour). — Les urines, assez abondantes, contiennent une
quantité considérable d'urée, très peu de chlorures et 0,30 d'albumine. T., 39°9. Pouls, 108, dépressible et intermittent. Tension artérielle, 12.

Injection (1950 gr. d'eau salée en 10 minutes à 38°). A la fin de
l'injection, T., 40°. Pouls 124. Tension, 20.

Une demi-heure après, T., 40°2. Urines.

Une heure après, 41°. Deux heures, 39°8. Sueurs abondantes. Elles
persistent près de deux heures avec congestion de la face, vaso-dila-
tation périphérique très marquée.

Trois heures après l'injection, 39°. Quatre heures, 39°8. Pouls,
104. Tension, 18. Mictions abondantes.

4. — L'adynamie a disparu, l'état est manifestement amélioré. T.,
39°5, 39°8.

5. — A dix heures du matin, injection de 2000 c. c. d'eau salée en
dix minutes dans la veine du pli du coude.

Avant l'injection, T., 39°1. Pouls, 110. Pression, 16.

Deux heures plus tard. 39°7. Sueurs.

Quatre —   — ... 38°7.

6. — T. vespérale..... 39°5.

7. — T. moyenne..... 38°4.

8. — T. 37°1. Les signes sthétoscopiques cèdent rapidement. L'al-

bumine disparaît des urines. Le lendemain de chaque injection, il y a eu une véritable crise urinaire marquée par une augmentation très prononcée de l'urine (plus d'un litre) et légère de l'urée et des chlorures, très marquée pour les phosphates.

Observation IV

Pneumonie migratrice du lobe moyen et du lobe inférieur droit. — Menaces de pleurésie. — Injections sous-cutanées. — Guérison.

S... Jean, terrassier, âgé de dix-huit ans, entre le 18 avril 1898 dans la salle Pasteur. Antécédents personnels : accès de paludisme durant deux mois assez récemment. Constitution très médiocre.

19 avril. — Le malade déclare souffrir d'un malaise général. Langue saburrale, céphalalgie.

T., 40°2. Pouls, 110. A l'auscultation, un peu de gêne respiratoire au sommet droit ; submatité très légère à la base ; point de côté imprécis. Ces signes sont si vagues qu'on ne prévoit pas une pneumonie.

Tr. Chl. de quinine, 0,50.

20. — T., 39°. Pouls, 120, très dépressible. Inspirations, 35. Le malade est très oppressé, il accuse maintenant le point de côté classique, nettement. Crachats ambrés, colloïdes. A l'auscultation, submatité de la base droite ; le lobe moyen du poumon est le siège d'une hépatisation intense ; râles crépitants fins, très serrés en couronne autour d'une zone de souffle très faible. Le poumon gauche est indemne de toute inflammation. Le malade est prostré de fatigue.

Tr. Digitaline. Alcool. Ventouses scarifiées (120 gr. de sang). Injection sous-cutanée de sérum artificiel à neuf heures du matin, 300 grammes.

T., 40°, 40°3 à deux et six heures du soir.

21 (4ᵐᵉ jour). — T., 39°4 et 39°2. Inspirations, 35, Pouls, 120, toujours faible. Urines, 1400 grammes. Le malade avait fort peu uriné du 19 au 20. L'état des poumons semble avoir peu varié. Souffle tubaire. Crachats sanglants.

22. — Accalmie matinale très prononcée. T., 37°9. Pouls, 115. Inspirations, 32, mais le malade a uriné moins que la veille : 900 grammes d'une urine brune (hémoglobine). T. vespérale, 38°7.

23. — On assiste à une véritable reprise de l'infection. T., 38°7. Pouls, 120. Inspirations irrégulières, 32. Urines, 700 gr. Le malade est dans une prostration absolue. A l'auscultation, la submatité persiste, les vibrations sont diminuées, en même temps, une nouvelle poussée de râles crépitants paraît se produire dans le lobe moyen. On perçoit dans le lobe inférieur une éclosion de râles très fins et nombreux.

Tr. strychnine. 2me injection sous-cutanée de 300 c. c. de sérum à 10 heures du matin. T., 39°8, quatre heures plus tard. Pouls, 130. Huit heures plus tard 38°9.

24. — T., 37°8 et 38°1. Pouls, 98. Inspirations, 24. Urines, 1500 gr. Aux poumons, diminution de la submatité, apparition de gros râles de retour.

25. — T., 37°1. Pouls, 80. La guérison est définitive. Les symptômes pulmonaires ont disparu. Seule, la submatité persiste quelques jours à la base. Tr. Balsamiques. Pointes de feu.

Le malade a parfaitement guéri.

Observation V

Pneumonie grippale migratrice. — Rechute hyperthermique. — Coma.
Injections sous-cutanées. — Guérison.

B... (Émilie), quinze ans, s'alite le 20 janvier 1900, surmenée par les soins qu'elle donne à sa mère tuberculeuse, à sa sœur et à son jeune frère, qui terminent tous deux une broncho-pneumonie grippale d'intensité moyenne. Elle est assez vigoureuse en apparence — en pleine période d'instauration des règles. Son père est mort tuberculeux. Pas d'antécédents personnels remarquables.

Du 23 janvier au 27, le Dr Cabanes soigne la malade pour une pneumonie droite, discrète, à symptomatologie banale (T. 38°39. Pouls 110-120). Le 28 et le 29, une apyrexie trompeuse en impose pour une défervescence décisive, lorsque le 30 janvier, brusquement, en quel-

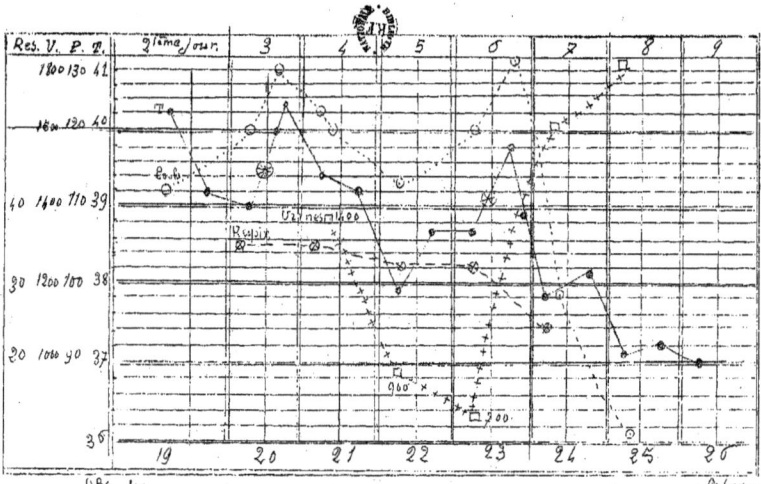

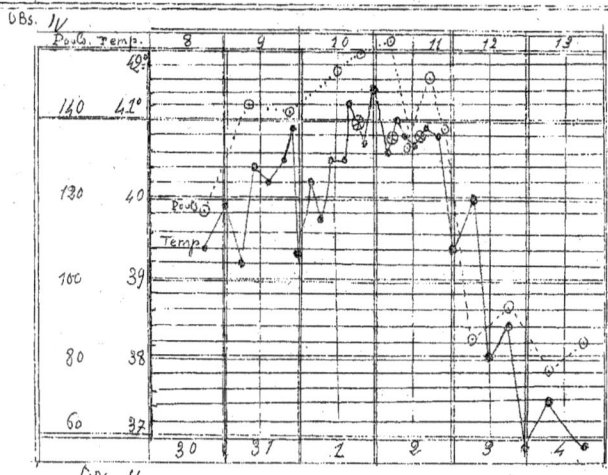

ques heures, la malade présente tous les signes annonçant une rechute sérieuse. T. 39°4. Pouls petit 118. Point de côté très violent à droite. Dyspnée ; à l'auscultation, quelques râles disséminés dans les deux poumons. Tr. Acétate d'ammoniaque.

31 janvier. — Délire pendant la nuit. Submatité à la base droite. Râles crépitants fins, souffle tubaire, bronchophonie. T. 39°2, 40°4. Pouls 142. Le soir, la submatité se change en matité, les vibrations sont diminuées. Langue rôtie. Délire. Carphologie. T. 40°7. Pouls 140, irrégulier.

Tr. Ventouses scarifiées. Digitaline de Mialhe XX gouttes.

1ᵉʳ février. — Le délire a fait place à une adynamie profonde. La malade a perdu complètement connaissance. Mêmes signes à la base droite. Au sommet, matité, vibrations exagérées, souffle, râles crépitants. Au poumon gauche, congestion généralisée.

T. 40°2, 40°7. Tr. Digitaline XX gouttes.

Le soir, T. 41°2. Pouls 160, filiforme. La bouche est pleine de fuliginosités. A ce moment (six heures), on fait une injection sous-cutanée de sérum artificiel (300 grammes). A minuit, T. 40°4. Pouls 140.

2. — Même état général. T. matin, 40°4. Pouls incomptable. Injection de sérum (250 grammes). T. 41° à neuf heures. T. à midi 40°5. Injection de sérum (500 grammes). T. à deux heures du soir 40°9 ; à six heures 40°8. Pouls 154, vibrant. A minuit T. 39°4. Pouls 130. La malade reprend connaissance.

3. — T. 40°, 38°, 36°6. Pouls ferme 84-92.

4 (douzième jour de la maladie) 37°4, 36°8. Pouls 78-84. L'apyrexie est définitive. La convalescence a duré une quinzaine de jours.

Observation VI

Pneumonie double, massive. — Injections de sérum. — Rechute.
Abcès du poumon. — Guérison.

B... (Vincent), âgé de trente ans, journalier, entre à l'hôpital de Mustapha, dans la salle Pasteur, le 14 mai 1898. Il délire, et il est impossible de l'interroger. Il est malade depuis cinq jours, au dire de ses voisins. Constitution médiocre.

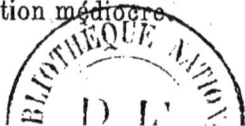

2

A l'auscultation, le lobe supérieur gauche présente une zone mal délimitée de sous-crépitants nombreux et un souffle léger ; à droite, la base du poumon présente une submatité très prononcée. Les vibrations sont conservées. On entend, à la base et dans le lobe moyen, des crépitants secs qui éclatent en salves, accompagnés d'un grand souffle tubaire. En avant, sous les clavicules des deux côtés, de nombreux râles sous-crépitants. A vrai dire, les deux poumons sont pris en entier. Pouls petit 110. T. 39°. Inspirations 40. Langue rôtie. Pas d'urines. L'état général est quasi-désespéré. Tr. Digitaline. Alcool. Ventouses scarifiées (200 grammes de sang). Une injection de 300 c. c. de sérum est pratiquée. Dépression nerveuse, pas d'agitation. Temp. sept heures plus tard, 38°7.

5 mai. — Nuit très pénible, toute de délire. Le malade rejette quelques crachats rouillés. T. 38°8, 38°7. Inspir. 42. Pouls très ralenti et soutenu, 92. Urines 500 grammes.

6. — L'état général qui paraissait amélioré, redevient mauvais. Pouls petit, 109. Inspirat. 48. Urines 1,000 grammes. T. 39°9. Une seconde injection de 200 grammes est pratiquée. Vive agitation. T. vesp. sept heures plus tard, 39°6.

7. — Nuit sans délire. Les phénomènes pulmonaires ont peu varié. Pouls irrégulier encore, 104. Insp. 40. Urines 1,300 grammes. Sueurs abondantes. T. 39°. Nouvelle injection de 280 c. c. Strychnine.

8. — Pouls raffermi, 102. Insp. 42. Urines 1,100 Temp. 38°7 et 39°. Quelques gros râles de retour apparaissent dans les deux poumons.

9. — L'état semble aggravé. Le malade ne remue plus. Le pouls est imperceptible. Le cœur se contracte irrégulièrement et bat à 110. Inspirations 55. Urines 1,800. T. 38°3, 38°8.

10. — Pouls très irrégulier, 116. Insp. 44. Urines 900. Le malade ne crache presque plus. T. 38°6. Vers le soir, la température remonte à 39°. Le pouls est filiforme. Nous pratiquons la quatrième injection, soit 300 c. c. T. 39°1.

11. — On assiste à une véritable crise de défervescence. T. 37°8, 38°. Insp. 40. Pouls 80, raffermi. Urines 1,800 grammes, rougeâtres, hémoglobinuriques. Le malade paraît s'éveiller.

12. — T. 36°8, 37°3. Pouls lent. Insp. 25. Urines 1,500 grammes. A l'auscultation, les phénomènes objectifs se sont amendés. A peine entend-on quelques gros râles disséminés dans les deux poumons. Toutefois, la base droite présente de la submatité avec persistance des vibrations.

Le malade paraît guéri. Il est bientôt repris d'une, fièvre légère.
Sept jours plus tard, une seconde pneumonie remarquable par la
bénignité des symptômes généraux se déclare (fièvre 38°. Pouls 100),
contrastant avec la gravité des symptômés pulmonaires observés à
droite : matité fémorale ; vibrations à peine diminuées; souffle rude
et sous-crépitants en avant et au dos dans le lobe moyen. On asssiste
à la reprise de l'infection insuffisamment éteinte plutôt qu'à une
véritable pneumonie à rechute. Cet état se prolonge du 19 au 30 mai.

Bientôt, la matité persistant, les vibrations diminuent rapidement.
Le malade est baigné dans l'eau à 32° soir et matin, durant cinq
jours. Léger subictère. Vingt-cinq jours après sa première pneumonie, la courbe thermique prend brusqement le type pyohémique et
peu après, M. le professeur Vincent ouvre un abcès situé dans la
profondeur du poumon droit. Dès lors, le malade s'est parfaitement
remis.

Observation VII

Bosc et Vedel (Résumée)

Pneumonie très grave chez un homme âgé ; injection intra-veineuse au
dix-neuvième jour, à l'agonie. Mort. Hépatisation grise de tout le poumon droit.

B..., vieillard émacié, soixante-huit ans, entre le 30 novembre 1896,
au seizième jour de sa maladie. Adynamie profonde avec délire : facies
terreux, crachats grisâtres et sanguinolents, dypsnée intense.

A l'examen de la poitrine, emphysème à gauche; à droite, signes
d'hépatisation généralisée. Pouls très faible, 120 ; cœur irrégulier.
T. 38,6.

2 décembre. — Adynamie extrême ; délire, pouls faible, irrégulier ;
collapsus imminent.

3. — Extrémités froides, facies livide. Pouls 140, imperceptible. Le
malade est agonisant. A dix heures, on fait une injection intra-veineuse de 1500 c.c. de solution salée à 7/1000 en trente minutes.

Avant l'injection, T. axillaire 37°,6. Pouls, 40. Pression vasculaire, 10. Respiration, 36. A 500 c.c., le pouls reste diffici-

lement perceptible et irrégulier. A 600, le pouls tombe aux environs de 100 ; arythmie rythmée à trois pulsations groupées. Coloration de la face. A 1,100, respir. 40. Pouls 90. Tension 10. Le malade s'éveille. Légère excitatiou. A la fin de l'injectjon, pouls 120, moins irrégulier ; tension 11, respiration 36. Demi-heure après, la température axillaire est montée à 38° et elle est à 37°9 une heure après. Le malade meurt deux heures après l'injection, l'état qui s'était légèrement amélioré s'aggravant rapidement de nouveau.

Autopsie. — Hépatisation grise de tout le poumon droit et des lésions profondes du myocarde.

Observation VIII

Pneumonie double. — Injections sous-cutanées. — Mort

R... (Joséphine), laveuse, âgée de trente et un ans, entre le 24 novembre 1899 à l'hôpital de Mustapha, dans la salle Charcot (service de M. le Dr Salièges). Cette femme, sans antécédents personnels autres que d'anciennes habitudes d'éthylisme, a fait une fausse couche récente à la suite de fatigues excessives et d'une affection grippale, en apparence peu virulente. Elle a avorté d'un fœtus de quatre mois, macéré, mort depuis quelques jours.

Cette femme est très amaigrie, très fatiguée, d'aspect misérable. Elle parle à peine, tant sa prostration et son oppression sont grandes. Elle entre au neuvième jour de sa pneumonie. La syphilis n'est pas à incriminer à propos de l'avortement.

A la percussion, on trouve de la submatité aux deux bases. A l'auscultation, râles crépitants et sous-crépitants dans la hauteur des deux poumons en avant et en arrière. Le lobe supérieur droit est particulièrement atteint. Souffles rudes au sommet gauche et à l'aisselle droite. Cœur mal frappé. Pouls 130. T., 39°5, 39°7. Respiration 46. Du côté de la sphère génitale, rien de particulier à signaler. Digitaline. Acétate d'ammoniaque. Vin blanc. Quinine.

25. — T. 38°7, 38°4, Pouls 120. Respiration 44. Délire et excitation. Mêmes symptômes pulmonaires. Même traitement.

26. — Délire. T. 38°6, 38°2, 38°1, 38°3. Pouls 124, irrégulier. Res-

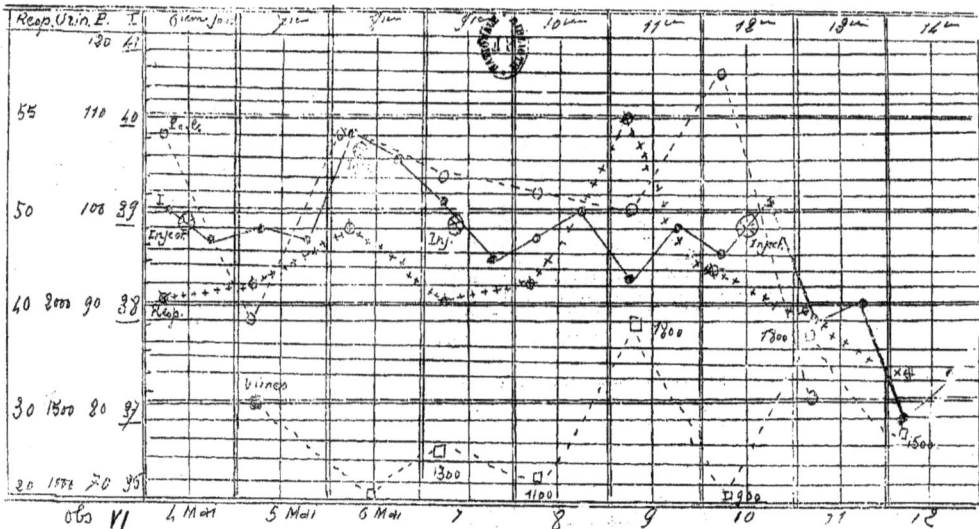

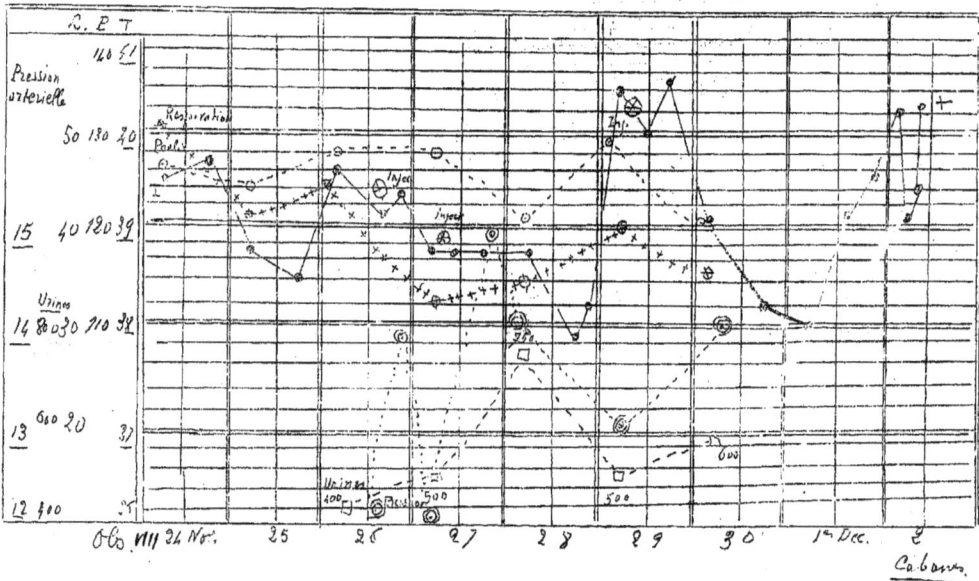

Cabanès.

pirations 48. Pression artérielle 12-14. Urines albumineuses 400 gr. Injection de sérum de 300 gr. à deux heures du soir.

27. — Nuit calme. T. 37°6. Pouls 124. Respiration 48. Urines 500 grammes. Pression 12-15. Aux poumons de gros râles de retour semblent remplacer les râles crépitants.

28. — Nuit calme. T. 38°8. 37°9. 38°2, Pouls 116. Respiration 40. Pression 14. Urines 750 gr. Diarrhée. Râles de retour nombreux. Disparition de tout souffle au poumon gauche ; persistance du souffle à l'aisselle droite.

29. — T. 40°4. 40°. 40°4. Pouls 120, petit et irrégulier. Resp. 50. Pression 12-13. Urines 500 gr. Injection sous-cutanée de 500 grammes. Devant cette reprise des symptômes inquiétants, température élevée, pouls mauvais, respirations trop fréquentes, l'injection était indiquée malgré la disparition partielle des symptômes pulmonaires pathologiques à gauche.

30. — T. 39° 38°, 4. 38°, 2. Pouls 115. Resp. 40. Urines 600 gr. Dès ce jour, nous n'avons plus revu la malade à laquelle on n'a plus injecté de sérum artificiel.

1er décembre. — T. 38° 39° 39°5.

2. — T. 40°2. 39°. 39°5. 40°1. Mort à dix heures du matin.

En somme, la malade a refait une crise identique à celle du 29, elle n'y a pas résisté. Trois injections n'ont pas suffi à relever cette femme affaiblie par une infection grippale prélude de la pneumonie. Nous n'aurions peut-être pas à compter cette mort, si les injections avaient été multipliées, massives, journalières ou mieux si nous avions pratiqué des injections intra-veineuses.

Observation IX

Bosc et Vedel (Résumée)

Pneumonie double. — Femme de soixante-cinq ans. Trois injections sous-cutanées de sérum artificiel. — Survie.

L..., soixante-cinq ans, est dans un état de faiblesse très prononcée depuis longtemps.

25 février. — Abattement considérable. Respiration fréquente et pénible, pouls fréquent et rapide. T. 38°. La malade présente une

pneumonie du sommet droit, avec engouement du sommet gauche.
Congestion généralisée. Le soir, pouls dépressible 120. T. 38° 5. Ventouses. Ipéca. Rhum. Lait.

26. — Adynamie complète. T. 39°.

27. — Pouls 125. L. 39° 5. 40 respirations par minute. Urines très rares, avec très peu d'urée, très peu de chlorures et des traces fortes d'albumine non rétractile. Vers quatre heures du soir, la malade est moribonde. On fait une saignée de 200 gr. et en même temps on procède à une injection sous-cutanée de 600 c. c. de sérum artificiel à 39° C. en vingt minutes. La malade s'éveille, la cyanose disparaît. Bien-être. Deux heures après l'injection, la température est de 40°6. Le pouls bat 150 à 160 fois par minute; la respiration est très fréquente, excitation générale avec affaissement. Trois heures après l'injection T. 40°5. Pouls 160. Resp. 32. quatre heures après. T. 37°6. P. 125.

28. — Pouls 126, régulier. T. 37°3. Respirations 40 par minute. Urines abondantes. Le soir l'état s'aggrave. Pouls intermittent 145. Respirat. 46. Pneumonie des deux sommets plus marquée à droite. Deuxième injection de 600 c. c. de sérum artificiel. Une amélioration générale persiste toute la nuit.

1er mars. — Cyanose. Pouls 160, dépressible, intermittent. Embryocardie. Nouvelle injection vers le soir de 500 c. c. de sérum. Le pouls se relève sans intermittence. L'abattement est moindre. La température au lieu de s'élever comme à la suite des injections précédentes s'abaisse.

2. — T. m. 36° Pouls 160. Resp. 80. T. s. 36°2.

3. — Mort.

Autopsie. — Pneumonie des deux sommets plus marquée à droite, avec un œdème généralisé des deux poumons. Les reins sont congestionnés, sans lésions microscopiques.

Observation X

Pneumonie grise chez un brightique. — Injection. — Mort. — Autopsie

B... (Louis) entre le 22 août à l'hôpital de Mustapha (salle Trousseau). A l'examen, on constate de la submatité, des râles sous-crépitants, de la respiration soufflante, des sibilances à la base droite. Dans le reste des deux poumons quelques râles sous-crépitants. Pas de maladies antérieures. T. 39°8. Pouls 116. Pression artérielle 14. Tr. Kermès.

23 août. Pouls 116. T. 39°. Respir. 32. Urines albumineuses.

25. — Etat stationnaire.

26. — T. 39°, 108 pulsations. Langue rôtie. Etat général mauvais. Tr. Acétate d'amoniaque.

27. — Même état alarmant.

28. — T. 36°. Etat très grave.

29. — Même état.

30. — Pouls 112, bondissant et dépressible. T. 38. Respir. 32. L'affaissement est considérable. M. le Dr Scherb prescrit une injection de 300 c.c. de sérum artificiel, après application de ventouses scarifiées. L'injection est réalisée à onze heures du matin.

Au moment de l'injection T. 38°. Pouls 112. Pression artérielle 12 1/2. A deux heures et demie, T. 38°8. Pouls 140. La pression est à 10°. A trois heures et demie, T. 40. Pouls 140. Pression 10. Le malade meurt au dixième jour de sa maladie.

Autopsie. — Poumon droit, hépatisation grise des lobes supérieur et moyen. Lobe inf. dur, rouge, carnifié.

Poumon gauche, splénisation avancée.

A la coupe, il coule des deux poumons un exsudat sanguinolent, très abondant.

Rein droit. Poids 30 grammes. Il est rouge, scléreux et il est impossible de le décortiquer.

Rein gauche, 380 grammes. Décortication difficile, arrachement de la couche corticale qui a disparue en partie.

Le cœur sans adipose pèse 350 gr.; il contient des caillots organisés dans l'oreillette et le ventricule gauches.

Il n'y a pas une goutte d'urine dans la vessie.

Observation XI

Pneumonie migratrice. — Adynamie.
Injections. — Guérison.

P... (Désiré), trente et un ans, chauffeur à bord du *Jupiter,* entre à l'hôpital de Mustapha, dans la salle Maillot (service de M. le Dr Battarel), le 10 avril 1900. Cet homme, de complexion moyenne, est syphilitique et alcoolique.

Il est malade depuis trois jours. Le 10, il présente tous les signes d'une pneumonie grave ; à droite, matité, vibrations conservées ; souffle sous l'épine de l'omoplate ; râles crépitants ; à gauche, râles crépitant disséminés. Sa température évolue entre 38° et 38°4. Langue sèche. Délire nocturne.

13 avril. — T. 38°3. 39°9. Délire nocturne.

14. — T. 38°9. 39°. La langue est rôtie, le pouls petit ; les symptômes pulmonaires n'ont pas varié. L'état général devenant franchement mauvais, l'interne du service, M. Guisoni, fait une injection sous-cutanée de sérum artificiel (150 c. c.).

15. — T. 38°8. 39°. Pouls 120. Inspirations 44. L'état reste stationnaire.

16. — T. 38°. Pouls 140, serré. Inspir. 46. Dyspnée intense. Langue rôtie. Urines 500 grammes. Le malade se défend mal contre l'infection Il est dans un état d'adynamie profonde. A dix heures, la deuxième injection est pratiquée, 500 c. c. ; deux heures plus tard, la température montait à 39°2 pour se fixer à 38°8 sept heures plus tard. Pouls 136. Inspir. 56.

17. — Délire nocturne tranquille. T. 38°7. Pouls 136, mieux frappé. Inspir. 52. Urines 1500 grammes.

Réaction alcaline, densité 1023, urée 34 gr. 868 par litre. Chlorures 8 gr. 05. Albumine traces faibles. A l'auscultation, au poumon droit, en arrière matité fémorale sauf au sommet ; les vibrations persistent. Souffle tubaire, piaulant vers la pointe de l'omoplate. Râles crépitants. A la base, râles crépitants et sous-crépitants bulleux, métalliques. En avant râles sous-crépitants dans toute le hauteur du poumon, souffle. Au poumon gauche de nombreux râles. Une troisième injection est pratiquée (450 c. c.). Sueurs. Cinq heures plus tard, T. 39°5 ; sept heures 39°3. Pouls 124, raffermi. Inspir. 52.

18. — Pas de délire. Le malade se sent à l'aise. T. 38°4. Pouls 130. Inspir. 46. Urines 1100. Injection de 500 c. c.

Elévation thermique légère de deux dixièmes de degrés et trois heures plus tard la température tombe. Sueurs.

19 (12ᵐᵉ jour de la maladie). — T. 38°4. Pouls 101. Insp. 32. Urines 2100.

20. — T. 37°. Pouls 96. Inspir. 30. Urines 1500 gr. On constate en-

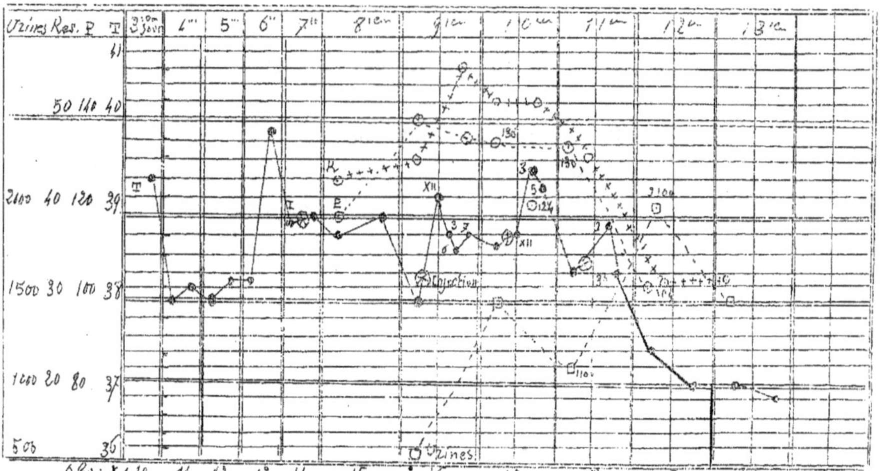

Obs: XI

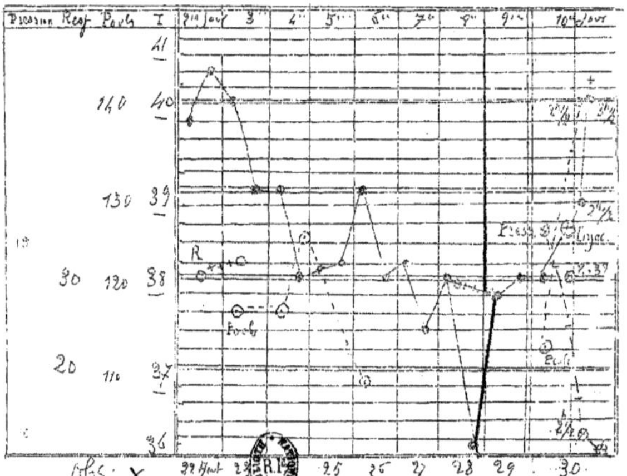

Obs: X

E. Cilanos

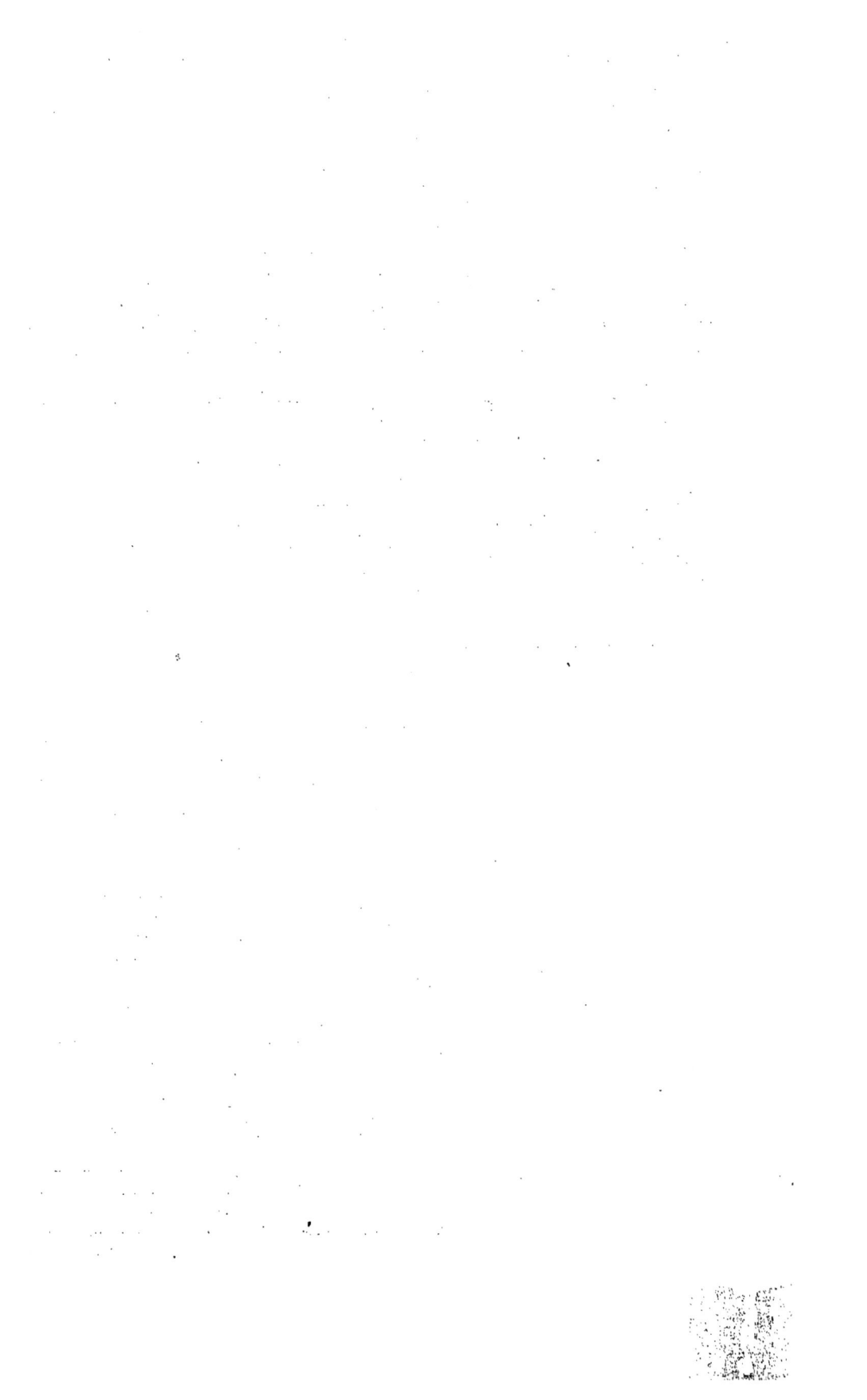

core la matité et le souffle tubaire. Tout le poumon est rempli de râles sous-crépitants. Au poumon gauche, une poussée se produit : matité de la base, souffle, râles crépitants, cela sans influence sur les symptômes généraux. La convalescence de ce malade a duré une vingtaine de jours.

Observation XII

Houel (Résumée)

Broncho-pneumonie infectieuse double à forme pseudo-lobaire.
Asthénie cardiaque avec syncopes. — Injections de sérum. — Guérison.

L.., vingt-six ans, marchand forain, est pris subitement le 10 avril d'un violent frisson avec syncope, vomissements, points de côté à droite.

12 avril. — Le lobe moyen est plein de râles. Vésicatoire volant. Sirop de Tolu composé.

14. — État général mauvais. Expectoration jus de réglisse. Respiration 60, Pouls dépressible, incomptable. T. 39°1. Syncopes fréquentes. Souffle tubaire intense aux deux poumons, râles. Première injection de 500 c.c. de sérum. Digitale et acétate d'ammoniaque.

15. — Etat toujours grave. Pouls à peine perceptible, 132. Les urines ont une coloration rouge, comme si elles contenaient du sang. Deuxième injection de 500 c. c. de sérum. Réaction violente.

16. — Respiration 62. T. 39° 5 Pouls 104. Troisième injection de 500 gr.

17. — Resp. 60. Pouls 96. T. 39. 1.

18. — Resp. 54. Pouls 80.

19. — Resp. 48. P. 78. Temp. 39° 1.

21. — R. 42. P. 80. T. 36. 9.

Le 27, guérison.

Observation XIII

Ausset et Mouton (Résumée par Houel)

Louis B... dix ans, rougeole. Broncho-pneumonie pseudo-lobaire double très grave.

Ce malade entre le 8 juin pour une rougeole en éruption depuis deux jours. Légère bronchite ; mais dès cette époque la rougeole s'annonce comme devant être maligne. Pouls 140. Etat général mauvais.

9. — La broncho-pneumonie est déjà déclarée. Resp. 80. T. 41°. Dyspnée intense. Prostration. Pouls petit, incomptable. Tr. Bains chauds. Pot. cordiale. Sérum artificiel 300 grammes par jour en trois doses.

10. — Etat stationnaire. Pouls plus ferme. L'urine est plus abondante ; elle est albumineuse. La prostation et l'hyperthermie persistent. Balnéation froide et sérum artificiel.

11. — Etat général toujours critique. Les deux poumons semblent pris en masse. On peut à peine distinguer quelques zones saines.

14. — Légère détente ; l'enfant sort de sa torpeur et reconnaît l'entourage.

16. — Etat général redevenu très mauvais. La dyspnée est extrême Le pouls est imperceptible. Nous considérons l'issue fatale comme très prochaine. Cependant, nous forçons la dose de sérum artificiel.

17. — Détente.

22. — Le poumon droit se perméabilise. La fièvre est tombée. L'albumine a disparu. On cesse les injections de sérum.

23. — Etat très satisfaisant ; les signes pulmonaires vont en s'amendant. L'enfant sort guéri le 2 juillet.

Observation XIV

(ROGER, *in* Thèse LOCHELONGUE).

Pneumonie chez un scarlatineux. — Injection sous-cutanée. — Guérison

M... René, âgé de seize ans et demi, employé de commerce, entre à l'hospice le 19 mai 1896. Antécédents personnels : fièvre typhoïde dans l'enfance. Rougeole. Fluxion de poitrine. Malade depuis cinq jours, il présente des frissons, de la courbature, des maux de gorge, une céphalagie violente, de la fièvre.

18 mai. — L'exanthème scarlatin fait son apparition.

19. — On note une dyspnée intense.

20.—Le malade présente à droite une zone de matité assez accentueé vers le sommet du poumon, un souffle rude, rapeux, Pouls 140, régulier. Température 39°. Urines non albumineuses.

21. — L'opression est plus grande, la dyspnée très vive. T. 39°7. Pouls 120. Les crachats rouillés sont abondants. A droite, on constate de la matité du sommet et le souffle tubaire est caractéristique. Urines 1000 gr.

23. — T. 37°.

24. — T. 38°7. Urines 1500. Crachats plus rares. Respiration du sommet légèrement soufflante à droite.

26. — Toute trace de lésions pulmonaires a disparu, et le 1er juin on note une desquamation légère de la face.

Le nombre d'observations de pneumoniques traités par le sérum artificiel est déjà considérable. De propos délibéré nous ne les exposons pas toutes dans cette étude, mais il est nécessaire de relever les succès et les insuccès de ceux qui ont utilisé la méthode. Voici la statistique des cas par nous connus :

Bassi a traité huit cas de pneumonies doubles à allures inquiétantes et n'a enregistré qu'une mort. L'auteur attribue l'insuccès à unrétrécissement mitral et à une néphrite aiguë qui s'était greffée sur une lésion rénale ancienne.

Barré a obtenu sur trois cas trois succès, dont un dans un cas de pneumonie infectieuse. Bosc et Vedel relatent quatre cas avec deux succès. Une mort était inévitable (hépatisation grise).

Galvagni, sur huit malades traités, en pleine période agonique, n'a eu que deux insuccès, dus, pense-t-il, à ce que les injections ont été par trop tardives.

Morano a enregistré treize succès sur quinze cas graves.

Houël parle de cinq cas de broncho-pneumonies chez des

adultes et des enfants, tous guéris par des injections salines
et dont l'état était désespéré. Il résume cinq observations
d'Ausset et Mouton — observations de pneumonies à microorganismes divers coïncidant quatre fois avec une laryngite
diphtérique (Lœffler et streptocoque). Cinq fois le traitement
a été heureux.

Reynaud (de Marseille), à propos de la pneumonie, parle
de soixante malades offrant tous des symptômes d'infection
large : seize d'entre eux étaient, à leur entrée à l'hôpital, dans
un état désespéré — il n'enregistre que neuf décès ; cinq fois
la survie a été due à la saignée et aux injections salines. Sur
les deux insuccès qui nous sont personnels — une fois, le
traitement n'a pas été assez prolongé — une fois, le malade
présentait des lésions irrémédiables (hépatisation grise). Soit
sur 108 malades, 18 morts.

CHAPITRE II

Description générale des phénomènes consécutifs à l'injection de sérum.

Cette description a été faite par Bosc et Vedel. Ils distinguent deux périodes après l'injection : la réaction et la période post-réactionnelle. On note pendant la réaction une élévation passagère de la température, de la tachycardie et des phénomènes généraux ; d'abord une miction, un frisson violent, qui peut durer vingt minutes (il fait souvent défaut avec les injections sous-cutanées) ; il est suivi d'une phase de chaleur et de subdélire. « La face, disent Bosc et Vedel, devient rouge, vultueuse, il se produit des sueurs abondantes. » Ils ont vu survenir des vomissements. Bientôt le malade exprime une sensation de bien-être avant-coureur de l'amélioration générale.

Durant la période post-réactionnelle, la fièvre tombe, le pouls se ralentit et se raffermit, le malade urine beaucoup, le délire cesse. Les signes pulmonaires s'amendent, et après un nombre variable d'injections, le malade entre en convalescence. Tous ces phénomènes sont à étudier en particulier.

I. — DE LA TEMPÉRATURE

La réaction thermique présentée par un pneumonique après une injection saline se résume en deux mots : hausse et abaissement d'intensité très variable. Avec raison, Rendu a nié la constance de l'hyperthermie consécutive aux injections salines dans diverses maladies. L'hyperthermie peut manquer ; la hausse peut être insignifiante ; toutefois, elle fait rarement défaut dans les cas de pneumonies connus.

Après une injection sous-cutanée, la température monte de quelques dixièmes de degrés à un degré et souvent davantage ; ordinairement, elle s'élève d'autant moins que la température du malade est déjà élevée ; elle s'élève d'une façon plus manifeste aux premières injections. Vers la troisième ou la quatrième, une accoutumance se produit (Fourmeaux, Debove), comme dans toute autre infection. La réaction s'émousse.

L'ascension thermique ne se dessine nettement qu'avec des qualités de sérum appréciable, 200 grammes au moins. Elle débute trente minutes environ après l'injection pour atteindre son maximum trois ou quatre heures plus tard. Elle dure de six à huit heures.

L'intensité de la réaction est en raison directe de la quantité de sérum artificiel injecté. A doses massives, l'effet se rapproche de celui des injections intra-veineuses.

Après celles-ci, on note souvent une élévation rapide, presque immédiate, plus considérable de la température. Bosc et Vedel signalent à ce moment des phénomènes d'excitation générale : frisson, sueurs et vomissements, respiration difficile, mais ils n'indiquent aucune ébauche de collapsus. — comme Sapelier en a observé à la suite d'abaissement thermique artificiel chez des typhiques. Cette période (réaction critique de Bosc) dure une heure et plus. Le maximum thermométrique est atteint dans ce temps-là.

Nous croyons qu'un abaissement de la température, remplaçant la hausse thermique de la réaction critique, indique un état très grave (obs. IX, troisième injection ; obs. VIII, deuxième injection). Par contre, une élévation de température n'indique pas toujours une réaction heureuse, la mort peut survenir à bref délai (obs. X).

La chute de la température se produit après la crise hyperthermique. Elle peut être telle que la température normale est atteinte en cinq ou six heures avec les injections intraveineuses ; souvent, la normale n'est pas approchée.

L'hypothermie a été constatée passagèrement (obs. III). Cette défervescence artificielle peut être définitive ; elle peut être momentanée, se prolonger une demi-journée en moyenne, après quoi la température remonte assez rapidement. Néanmoins, il est rare de voir le tracé thermique ne pas indiquer un abaissement sur les températures de la veille.

Après les injections sous-cutanées, la crise est moins brutale. Si Bosc (obs. IX) a constaté un retour à la normale en quelques heures, la plupart du temps on n'obtient qu'une défervescence incomplète, un abaissement d'un degré, un degré et demi. Il faut quelquefois trois et quatre injections assez copieuses (500 grammes) pour arriver à la normale. Fait remarquable, à l'aide d'injections sous-cutanées, on n'obtient presque jamais une défervescence radicale, soudaine, en douze heures, le passage d'emblée de la réaction à la guérison, on obtient plutôt une défervescence en échelons, une courbe en lysis rapide, se prolongeant pendant un jour, deux jours et davantage (obs. I, III, V, VI). Dans l'observation I, une seule injection a suffi au cinquième jour de la maladie pour provoquer le début de la défervescence.

II. — DU POULS. — DE LA TENSION ARTÉRIELLE

Si l'injection saline modifie profondément la marche de la température, elle agit avec plus de rapidité et de force sur le cœur, sur le pouls, sur la tension artérielle.

Pendant l'injection, le pouls est fréquent et irrégulier; pendant l'ascension thermique, il s'accélère (augmentation de 20 à 30 pulsations), devient serré et reste toujours irrégulier. Il paraît plein, énergique, se régularise dès que la chute thermique s'annonce. Dès lors, il se ralentit considérablement, d'une façon insensible, et donne l'impression d'un pouls soutenu, vibrant. Il n'est pas rare de compter pendant la réaction 130, 140 pulsations. Les résultats sont identiques, mais plus tardifs avec les injections sous-cutanées. Toutefois, le pouls se ralentit moins après chaque injection sous-cutanée; le ralentissement, qui dure en moyenne une journée, peut à peine se traduire par quelques pulsations en moins (de 4 à 25). Sa courbe s'infléchit par degrés vers la normale; seule, la dernière injection, celle qui va déterminer la crise, la forcer, le calme rapidement, comme dans une défervescence classique. Il tombe en quelques heures de 130 à 104 (obs. XI); de 130 à 98 (obs. I); de 116 à 80 (obs. VI); de 150 à 84 (obs. V). Quelquefois, à ce moment, le parallélisme relatif qui existe entre la marche de la température et celle du pouls disparaît; le pouls tombe franchement, bien avant la fièvre qui peut remonter encore quelque peu et ne faire place à l'apyrexie que deux et trois jours plus tard (obs. I, IV).

L'effet produit par l'injection saline sur la tension artérielle fait de la méthode une méthode de choix lorsque l'asthénie du malade est considérable. Dans les observations II et III, Bosc et Vedel ont vu remonter la pression de 13 à 19, de 12 à 18 en quelques minutes, durant les injections intra-veineuses.

Avec les injections sous-cutanées, il faut de deux à cinq heures pour que la pression remonte. Elle reste soutenue variablement pendant un et deux jours.

Après avoir dit combien les injections intra-veineuses ou sous-cutanées relèvent la pression, il est utile d'affirmer qu'elles ne l'exagèrent pas chez un individu dont l'appareil rénal est exempt de lésions anciennes et profondes, que l'exagération de la pression n'est pas à craindre. Pour cela, il suffit simplement de rappeler ce que Delbet a démontré expérimentalement :

« 1° L'injection n'augmente pas la pression dans le système vasculaire quand cette pression est normale ;

» 2° Si cette pression est abaissée, elle est ramenée par l'injection à cette normale qu'elle ne dépassera pas même, si la quantité de liquide injecté est supérieure à celle du sang soustrait à l'organisme. »

D'ailleurs, les injections ont été favorables dans l'éclampsie où la pression est surélevée.

Lorsqu'une injection ne relève pas la pression (obs. VII), lorsqu'elle s'abaisse même (obs. X) contrairement au pouls et à la température, la mort est imminente.

III. — DU REIN. — DES URINES

L'effet de l'injection sur le rein est très variable, selon la dose de sérum employée, selon l'état du cœur et surtout selon l'état du rein même. Les doses journalières minimes (100 à 150 gr.) relevant à peine les forces du malade facilitent la diurèse plutôt qu'elles ne la provoquent ; le rein est légèrement influencé, toutefois l'abondance des urines ne frappe en rien

l'observateur et peut être fort médiocre. Avec trois cents grammes, l'injection sous-cutanée pousse déjà aux urines. (Dans
l'observation I, après une injection de 500 gr. les urines mon-
tent en vingt-quatre heures de 650 à 2100 gr. Dans l'obs. IV
(300 c. c. 1re injection) elles atteignent dans le même laps de
temps 1300 gr. (2me injection) 1500 gr. Dans l'observation XI
(après trois injections de 500, 480, 500 c. c.) on note une pro-
gression de 500 à 1500, 1100, 2100 gr. d'urines.)

Il serait fastidieux de continuer pareille énumération de
chiffres. Dans toutes les observations de pneumonie ou de
broncho-pneumonie traitées par le sérum, les auteurs, Bosc
et Vedel, Houël, signalent une bonne diurèse succèdant à l'oligurie ou à l'anurie.

Les premiers, à propos des injections intra-veineuses, parlent de mictions fréquentes, proches de l'injection et de taux
urinaire élevé. « L'augmentation de la diurèse est très nette
pour les urines des vingt-quatre heures qui suivent l'injection;
elle constitue une vraie polyurie, 1,200 à 2,400 c. c. » Fait cu-
rieux, les injections sous-cutanées ne paraissent pas très infé-
rieures aux injections intra-veineuses à ce sujet. Cinq cents
grammes de sérum constituent une dose suffisante pour obtenir un résultat appréciable.

On l'obtient presque toujours, mais ce facteur de la guérison perd presque toute sa valeur eu présence d'un rein dégé-
néré, atteint de lésions scléreuses anciennes. L'observation X
le prouve surabondamment. (Ce malade, mort quatre heures
après une injection de 300 c. c., n'avait pas une seule goutte
d'urine dans sa vessie.) Il sera naturel d'insister sur cette observation, plus loin, au chapitre des contre-indications.

Si la quantité moyenne d'urine émise après une injection
oscille entre 1,200 et 2,000 c. c., il est utile de savoir que le
taux s'accroît jusqu'à ce maximum approximatif avec le nombre
des injections. Un malade urine davantage après la deuxième,

la troisième injection qu'avant la première. Bosc et Vedel l'ont déjà vu. Cette élimination maxima ne coïncide pas toujours avec la défervescence thermique, elle peut la précéder pour diminuer avec l'apyrexie commençante (obs. I).

Ce seul fait clinique contredit l'hypothèse d'une crise naturelle. Une diurèse faible dénote un état grave. On l'a souvent constaté.

Pour Bosc et Vedel, l'émission d'urine, après l'injection, augmente dans les deuxièmes vingt-quatre heures. Cette proposition se vérifie avec d'autant plus de facilité, que l'infection est moins puissante et qu'on approche de la fin de la maladie. Cette émission commence deux, trois, six heures après l'injection, elle est plus rapide avec la méthode intra-veineuse qui provoque souvent, pendant la réaction, le début de la crise urinaire.

Les urines sont abondantes, troubles, variant du rouge orangé à l'acajou sombre, parfois presque noires. Elles contiennent alors une certaine proportion d'hémoglobine manifeste au spectroscope. Cette hémoglobinurie, signalée par Fourmeaux dans son étude générale du sérum, est assez fréquente et passagère (obs. VI, IV, I ? XII ?). Elle ne survient pas également chez tous les malades profondément atteints, et il n'est pas besoin d'injection massive pour la faire naître (obs. VI, obs. IV). L'hémoglobinurie disparaît en deux jours et les injections nouvelles ne l'augmentent généralement pas. Elle ne comporte pas de pronostic spécial.

La densité des urines diminue. La quantité d'urée éliminée augmente considérablement comme dans les autres infections (Fourmeaux-Chéron).

Rabuteau a démontré le rôle actif du chlorure de sodium

dans cette élimination. L'hyperazoturie dure de deux à six jours (Poix). La chlorurie est relevée. Quant à l'albuminurie, elle disparaît, si elle est un symptôme d'infection, de pneumococcie récente (obs. II, III). Elle persiste si les lésions dégénératives du rein sont anciennes.

En somme, l'injection saline tend à ramener l'élimination régulière de tous les produits normaux de l'urine ; elle l'exagère même. Par contre, on connaît assez mal l'expulsion des produits anormaux, des poisons élaborés au cours d'une pneumonie. Existe-t-il une diurèse emportant les toxines, s'accomplit-il une dilution des toxines? L'analyse répond négativement, puisque la toxicité urinaire diminue après les injections salines.

Cette absence d'hypertoxicité urinaire après les injections salines semble un argument solide contre leur emploi ; il n'en est rien, comme on le verra à propos de l'action intime du sérum.

IV. — DES SYMPTOMES PULMONAIRES

L'action de la solution saline, heureuse sur la température, sur la pression artérielle, sur le rein, ne s'exerce pas aussi efficacement sur le poumon. Autrement dit, le sérum apaise la fièvre, renforce la pulsation cardiaque, active la diurèse, met l'individu à même de lutter victorieusement ou de prolonger la défense, en un mot, mais ne s'attaque pas directement à la maladie, au microorganisme agresseur. Bosc et Vedel ont observé dans leurs cas l'amélioration des phénomènes pulmonaires rapide, presque contemporaine des autres symptômes. Pour Reynaud, les signes sthétoscopiques diparaissent au contraire lentement. Il y a là une dissociation souvent prolon-

gée, très sensible parfois. C'est un fait qui différencie
essentiellement la crise naturelle de la crise artificielle obtenue
par la médication saline. Le malade peut être en apyrexie
depuis trois et quatre jours et présenter encore du souffle, des
râles sous-crépitants, de la submatité (obs. I.). Nous avons
vu le malade, objet de l'observation XI, réaliser un second
foyer de pneumonie (souffle faible et râles crépitants) au jour
de la cessation de la fièvre, de la tachycardie et de tous les
phénomènes d'infection générale. Les signes sthétoscopiques
de la pneumonie ont persisté durant toute une semaine encore;
généralement ils s'atténuent vers le quatrième jour de la
guérison et disparaissent complètement peu après. Ils s'amendent progressivement. Le souffle disparaît le premier. La
submatité persiste fréquemment une huitaine de jours.

C'est une question importante que cette lenteur dans la
disparition des signes pulmonaires ; elle peut susciter de
sérieuses objections contre la méthode. L'eau salée complique
t-elle ou résout-elle l'hépatisation ? Peut-elle ajouter l'œdème
et l'hydrothorax aux lésions déjà existantes? Faut-il dire avec
Bosc et Vedel que le sérum artificiel résout l'hépatisation et
ne la complique pas ? Pour Lejars, l'œdème est à craindre
chez les sujets dont le cœur ou l'appareil respiratoire fonctionnent mal et toujours après les injections intra-veineuses,
massives d'emblée. « C'est pour cela que l'emploi du sérum
dans la pneumonie exige des précautions particulières et que
la saignée préalable est souvent une pratique heureuse. » En
réalité, on l'a vu plus haut, l'hépatisation ne disparaît pas
toujours en quelques heures, mais l'œdème du poumon et
l'hydrothorax ne sont à craindre réellement qu'à la suite d'une
faute opératoire ou d'une erreur d'indication: injection copieuse
et brutale chez un pneumonique à reins normaux, injection
abondante dans la veine ou sous la peau d'un malade porteur
de reins sclérosés. Dans le premier cas, l'œdème est peu

redoutable, les émonctoires fonctionnent bien, il y a parallélisme entre l'eau injectée et l'eau éliminée, l'hydrothorax ne se
produit pas, l'œdème dure peu et son inconvénient ne contre-
balance pas les effets généraux du sérum. Les seules données
cliniques formulées par les auteurs déjà énumérés, par Houël,
Galvagni et Morano qui ne s'arrêtent pas à discuter l'importance de l'œdème, prouvent surabondamment qu'il constitue
un danger souvent théorique, à coup sûr peu durable, jamais
cause de la mort chez un individu à reins normaux.

Suivons maintenant la réaction pulmonaire après une injection : La respiration est difficile et s'accélére d'abord ; le
nombre des inspirations (40 à 60) ne diminuera visiblement
qu'un ou deux jours avant la guérison. La courbe qui les re-
trace est la plus soutenue, la moins sujette aux grands écarts
vers la normale durant la période d'état.

La dyspnée, grande avant l'injection, est exagérée pendant la période réactionnelle jusqu'à effrayer ; elle fait place
à une dyspnée plus large, moins haletante. En même temps
la cyanose disparaît, si elle existait. La toux ne paraît pas
influencée, au contraire, de l'expectoration qui est abondante et facilitée par l'eau en excès qui s'élimine au travers
de la muqueuse pulmonaire. Elle doit entraîner, d'après
Robin, avec l'air expiré, des produits toxiques volatils. Si
l'expectoration est arrêtée, elle se rétablit et le sang peut
disparaître des crachats. Il eût été intéressant de déterminer
leur virulence avant et après les injections.

Y. — VOIES DIGESTIVES

Les phénomènes qui se passent dans les voies digestives
sont de moindre importance. Pendant la réaction, la soif est

vive, mais avec la détente, la langue devient humide et elle se déterge vers la troisième injection. A ce moment la bouche se nettoie et les fuliginosités disparaissent.

Bosc et Vedel signalent après les injections intra-veineuses, des vomissements et de la sialorhée qui ne se produisent pas après les injections sous-cutanées. Un phénomène plus intéressant est le flot diarrhéique qui survient de huit à seize heures après certaines injections. Toutes ne le produisent pas. Cette crise de sueur intestinale est généralement unique, subite, de peu de durée, abondante et irrégulière. Des doses moyennes de sérum suffisent pour ouvrir cette voie d'élimination vicariante du rein aux déchets du sang.

VI. — SYSTÈME NERVEUX

L'effet de l'injection saline sur le système nerveux varie suivant la forme clinique de la maladie et suivant les doses de sérum injectées. Tandis que des doses moyennes — peu importe la voie — déterminent une réaction violente : délire, spasmes tétaniformes, exagération des réflexes dans les pneumonies ataxiques, les mêmes doses ne provoquent que du subdélire sans action incohérente dans les variétés adynamiques.

Les phénomènes nerveux marchent de pair avec la température ; ils s'exagèrent et diminuent avec elle, offrant au spectateur timoré ou non prévenu un tableau alarmant. Ils s'annoncent par un frisson prolongé quelques minutes après l'injection et ne cessent qu'avec la chute thermique. Durant la période réactionnelle, on peut être obligé de tenir le malade au lit tant s'amplifie l'intensité de l'excitation. Pendant la chute de la fièvre, le malade se calme, le délire s'apaise. Il disparaît en général vers la troisième injection.

VII. — EFFET SUR LE SANG

L'injection saline agit sur le sérum du sang, sur les hématies et les globules blancs. Cette question est encore mal connue. On a hasardé que la solution saline dilue le sérum du sang, relève son alcalinité diminuée et se prête à la transformation des toxines en substances solubles simplement — on ne saurait dire que le sérum lave le sang dans l'acception rigoureuse du mot, puisque les produits d'élimination sont hypotoxiques. — Nous énumérerons sans insister les différentes hypothèses qui tendent à expliquer l'action de la solution saline sur le sang.

Pour Hayem, Plouricz, Poiggale, le chlorure de sodium augmente le nombre de globules de sang. Par contre, Fourmeaux a constaté le crénèlement, l'altération, l'agglomération globulaire des hématies et la dissolution après la troisième injection. Chez les pneumoniques, pareil fait peut se produire et se traduire par de l'hémoglobinurie, mais ces phénomènes sont passagers et l'accoutumance se produit — un malade qui a présenté de l'hémoglobinurie peut émettre des urines après une nouvelle injection, vierges de toute trace d'hémoglobine.

Faut-il voir dans l'hémoglobinurie un effet nuisible provenant entièrement de l'action des solutions salines? N'agissent-elles ainsi que sur des globules rouges déjà malades? — Autant de questions difficiles à résoudre.

Quoi qu'il en soit, il est à présumer que cette destruction de globules est peu considérable, puisqu'elle ne se traduit pas par de mauvais résultats cliniques. Elle est négligeable en thérapeutique.

Le sérum artificiel à doses répétées n'est pas nuisible à

l'animal sain. On peut injecter au cobaye pendant dix jours 20 c. c. de solution physiologique sans constater d'autres anomalies dans le sang qu'un accroissement considérable des hématies. On en trouve de géantes, on trouve des globulins nombreux. L'animal paraît ne pas souffrir.

Les injections salées ont une action plus nettement définie sur le globule blanc. Suivant Claisse, elles réveillent la leucocytose au niveau des foyers d'infection à mesure qu'elle diminue dans le sang; elles excitent la phagocytose. C'est à l'exaltation de la phagocytose qu'est due l'élévation de la température dans les infections (Gamaleïa); peut-être la hausse thermique, après les injections salines, a-t-elle la même cause, ce qui expliquerait le mauvais pronostic d'une absence de réaction thermique dans la pneumonie, ce qui expliquerait aussi la gravité des pneumonies évoluant avec des températures basses, c'est-à-dire sans phagocytose remarquable.

CHAPITRE III

Comment agit le sérum

Les interprétations et les hypothèses abondent sur l'action particulière du sérum dans les infections. Il suffit d'examiner les principales ; la plupart sont applicables à l'action du sérum chez les pneumoniques. Pour Claisse, la reprise de la défense, un instant désemparée, la cause de la lutte aboutissant au succès, réside dans le relèvement de la phagocytose. Pour Robin et Bardet, la fièvre constitue un excellent effort de réaction ; à sa faveur, les toxines sont transformées en substances solubles. De nombreux auteurs invoquent le lavage, le lessivage (Landouzy), le décrassage cellulaire (Bosc et Vedel).

Enfin Bassi, Galvagni et Morano, visant plus spécialement la pneumonie, croient à l'efficacité des injections salines, surtout à cause de leur action anticoagulante dans le sang du poumon, d'où circulation plus rapide, hématose plus facile.

L'hypothèse de Claisse se trouvera problablement vérifiée dans la pneumonie, savoir que les injections salines activent la leucocytose, mais il est impossible de dire, de prévoir comment le sérum agit sur le leucocyte lui-même, par quelle réaction chimique. D'après Roger et Josué, le chlorure de sodium exciterait l'activité des organes hématopoïétiques (formation de leucocytes); il ferait disparaître le pouvoir globulicide du sérum pathologique (Castellino); il serait peut-être antitoxique (Bosc et Delezenne).

La seconde théorie n'est pas plus démontrée. Les toxines sont-elles transformées en substances solubles par les injections salines et éliminés sous cette forme ? Plusieurs faits sembleraient le prouver. C'est d'abord l'hypotoxicité des urines consécutives aux injections coïncidant néanmoins avec une amélioration dans l'allure de la pneumonie ; c'est l'évacuation normale ou exagérée des déchets d'oxydation ordinairement diminuée à la même période. Il est simple de vérifier avec Bosc et Vedel cette augmentation de l'urée, des sulfates, des phosphates et des chlorures dans les urines.

Quant à la théorie de Galvagni et de Morano, elle est moins importante. L'action des solutions salines aurait surtout un effet mécanique heureux au niveau du poumon et du cœur en empêchant le sang d'y former des coagulations assez considérables pour entraver le fonctionnement de ces deux organes. C'est une considération qui n'est pas à dédaigner, mais qui paraît minime, si on la compare aux précédentes.

CHAPITRE IV

Le sérum à injecter. — Doses

Le sérum injecté aux pneumoniques varie avec les praticiens ; les uns préfèrent le sérum simple (Bosc et Vedel ; Ausset et Mouton), il est composé de 7 gr. 50 de ClNa pour 1,000 d'eau stérilisée ; c'est la formule adoptée par Mayet, c'est celle de Kroneker et Sander (1879) ; les autres se servent de la solution de Hayem :

> ClNa . . . . 5 grammes.
> Sulfate de soude . . . . 10 —
> Eau stérilisée . . . . . 1 litre.

Bassi et Galvagni, Villard utilisent celles-ci dans la pneumonie. Pour Lejars, le liquide d'injection le plus simple, le plus pratique, c'est la solution de ClNa à la dose de 8 à 10 grammes par litre. Dastre, Delbet, Charrin, Bolognesi, admettent la supériorité du sérum artificiel simple aux sérums composées. D'ailleurs, M. Hayem lui-même a fait remarquer qu'à moins de rechercher une action constipante, il est inutile d'ajouter du sulfate de soude au chlorure de sodium. Mayet s'oppose à cette addition qui présente des inconvénients. Le sulfate de soude enlève leur élasticité aux hématies pendant une période de longue durée ; il les altère et la transformation granulo-sphérique des hématies est plus rapide à son contact. Mayet rejette encore les formules dans lesquelles entrent le carbonate et le phosphate de soude qui sont nuisibles même à faibles doses (1/100) (sérum de Sapelier, Dujardin-Beaumetz et Hérard). Il a montré que le chlorure de sodium est le type du sel minéral à employer ; il conserve aux albuminoïdes du sang leurs caractères chimiques utiles, spécialement à la sérine. Au degré de dilution et dans les proportions indiquées, il ne favorise pas l'hémoglobinurie, ni ne coagule le fibrinogène. C'est encore lui qui déforme le moins les hématies, déformation d'ailleurs légère. Pour M. Malassez (Société chirurgie, mai 1890) la solution de ClNa à 7 pour 100 laisse à désirer, elle conserve moins bien les éléments du sang que la solution à 10 pour 100, mais M. Hayem a fait remarquer (*Presse médicale*, 1896) la dissemblance des conditions expérimentales proposées par M. Malassez ; les conditions ne sont pas les mêmes lorsqu'il s'agit de numérer les hématies ou d'introduire une solution salée dans le système sanguin.

En outre, les solutions à 7/1000 ne sont pas toxiques, alors qu'on triple la masse de sang ; elles ralentissent seulement la respiration, accélèrent le cœur, élèvent la température rectale de 2 degrés environ et provoquent une diurèse abondante (Bosc et Vedel). Pour toutes ces raisons, la solution ClNa paraît être la solution de choix.

A quelle dose est-il nécessaire d'injecter le sérum ? Bassi se contente d'injecter de 50 à 100 grammes à titre d'excitant. Landouzy admet qu'une dose quotidienne de 150 à 200 grammes suffit pour assurer le fonctionnement des organes dépurateurs. Bolognesi préconise les injections de 100 à 150 c. cubes, Ausset et Mouton ont injecté à des enfants en bas âge (deux ans, trois ans), 200 grammes. Houël a injecté de 200 à 500 grammes ; Villard de 200 à 600 c. c. Pour Bovet, c'est avec des doses massives et non avec 200 ou 500 grammes que l'on peut dans les cas graves obtenir une élimination des produits toxiques. Bosc et Vedel ont pratiqué des injections copieuses de 500 à 2,000 grammes.

Dans la pneumonie, il semble que 300 et 500 grammes constituent souvent des doses capables de rendre de réels services. Mieux vaut toutefois, croyons-nous, injecter largement, dépasser même la somme nécessaire pour l'effet utile que de ne pas l'atteindre.

Les doses au-dessous de 200 grammes n'influençant pas ou très peu le pouls ou les urines, paraissent insuffisantes pour créer dans l'organisme la réaction recherchée. De 50 à 200 grammes de sérum peuvent déterminer un effet favorable chez l'enfant au-dessous de trois ans. Et au-dessus, il faut augmenter progressivement la quantité.

CHAPITRE V

Indications et contre-indications du sérum.
De l'opportunité des injections.

INDICATIONS. — Les indications des injections salines dans la pneumonie se tirent des symptômes, de la marche, de la forme et de l'étiologie de la maladie.

A propos de la première injection, ni la température, ni la respiration envisagées isolément ne permettent de recourir à la méthode, quelle que soit leur apparente gravité. L'hyperthermie n'est pas un fait absolument défavorable dans la pneumonie, puisque les malades qui présentent une assez forte fièvre peu rare en pareil cas semblent devoir guérir bien mieux que les malades à température plus basse, et aussi parce que, dans le cas particulier de pneumonie à pneumocoques, une haute température tue, brûle en quelque sorte ce microorganisme, comme l'ont prouvé Valter, Richter et Lœvy expérimentant sur le lapin. La fréquence grande des respirations n'est pas une indication suffisante d'injection, parce qu'elle peut coïncider avec une pneumonie d'intensité moyenne, notamment vers la crise prédéfervescentielle : Des indications plus fermes se rattachent à la dyspnée excessive qui indique une hépatisation très étendue, un champ d'hématose restreint.

Les signes indicateurs formels d'injection sont fournis par l'état du cœur et de la circulation, par l'étendue et l'évolution des lésions pulmonaires. Il faut recourir au sérum dès que la faiblesse cardiaque se manifeste par des bruits mal frappés, un pouls faible, irrégulier, fréquent, par une pression artérielle basse.

La pression faible peut, à elle seule, commander l'injection. Pour Bosc et Vedel, l'indication persiste même lorsqu'on arrive à la période avancée où le cœur est arythmique, dilaté, embryocardique.

En second lieu, il faut tenir compte du fonctionnement des émonctoires. Il faut recourir au sérum lorsque le pneumonique présente de l'albuminurie infectieuse récente, lorsque l'oligurie et l'anurie ne résultent pas de lésions de sclérose rénale. On ne saurait trop insister sur l'urgence imposée par ces deux symptômes.

Les injections paraissent indiquées d'emblée dans les hépatisations larges : pneumonies massives, pneumonies doubles, migratrices ; il semble alors inutile d'attendre une aggravation du mal, un pronostic plus sombre. Dans un autre ordre d'idées, les injections sont indiquées lorsque la défervescence ne se produit pas vers le neuvième jour et dans les rechutes. Pour Bassi, toute pneumouie qui dure plus de neuf jours est justiciable de la méthode, notamment les formes bâtardes, infectieuses, ataxiques et adynamiques. Elle a donné d'excellents résultats dans les pneumonies à pneumocoques; elle est efficace contre le streptocoque et le microbe de la grippe. Elle est utile dans la broncho-pneumonie des scarlatins et des rougeoleux, dans la broncho-pneumonie des diphthéritiques.

Lorsqu'une injection ne suffit pas à amener une détente générale, la réaction a été incomplète ; le pouls ne s'affermit pas, la dyspnée ne cède pas, la fièvre n'a pas paru modifiée ; la désintoxication est à peine perceptible, il devient nécessaire de renouveler l'injection d'autant plus rapidement que l'effet recherché fait défaut.

L'apparition de la polyurie et le relèvement de la pression sanguine permettent l'expectative. Pour nous résumer, l'usage des injections salines s'impose dès que le pronostic est douteux, sauf les contre-indications possibles.

CONTRE-INDICATIONS. — Elles sont peu nombreuses ; la plupart tiennent à des tares viscérales depuis longtemps établies. Les lésions valvulaires du cœur, l'hypertension artérielle ne contre-indiquent pas les injections ; l'endocardite infectieuse, la sclérose du cœur demandent de la prudence, d'après Bosc et Vedel, qui ont pu injecter rapidement 2,000 c. c. à un vieil artério-scléreux. Fourmeaux, craignant « de dépasser le degré de résistance des vaisseaux dégénérés et de donner lieu à des effusions sanguines viscérales », repousse les injections intra-veineuses chez les scléreux — il admet les injections sous-cutanées parcimonieuses. L'asthénie du cœur, l'irrégularité des systoles, l'intermittence vraie n'impliquent pas une prohibition absolue — au contraire, la tachycardie paroxystique (Chauffard), la symphyse cardiaque, les thromboses artérielles, veineuses, infectieuses, marastiques, la *phlegmatia alba dolens* doivent faire rejeter à tout prix les injections (Fourmeaux). Il en est de même pour les coagulations intra-cardiaques, souvent difficiles à diagnostiquer.

Lorsqu'il existe des lésions rénales anciennes, les injections sont dangereuses. Les auteurs sont presque unanimes à le constater, malgré la cessation d'accidents urémiques obtenue chez des toxhémiques divers (Barré, Richardière, Chauffard, Carrieu), chez des brightiques (Barth.). Pour Tuffier, les résultats du lavage du sang sont peu utiles ou plutôt nuisibles, si les reins ne sont pas intacts. Pour Fourmeaux, l'intégrité de l'appareil rénal est une condition essentielle pour obtenir les bons effets de l'injection. Pour Dastre, « il est entendu qu'il est nécessaire que le rein soit intact, afin que ce qui entre

puisse sortir. » Lépine, Charrin et Claisse, Pozzi formulent
la même opinion. Faut-il citer quelques insuccès dus à des
reins insuffisants ou fermés, écoutez Lejars, pour qui « une
condition du succès est le fonctionnement régulier de l'appareil rénal que les autres émonctoires ne suppléent qu'impar-
faitement. » Il a eu la preuve, pour ainsi dire, expérimentale
de sa proposition dans un cas de gangrène pulmonaire. Il
s'agissait d'un malade cachectique, de cinquante ans. Il
l'avait opéré et les injections ne donnèrent aucun mieux. A
l'autopsie, on trouva les deux reins scléreux et atrophiés ; le
liquide injecté ne pouvant s'éliminer, avait infiltré les organes.
Un exemple accidentel de fermeture des voies urinaires a été
rapporté par Fourmeaux dans sa thèse (obs. I). Il cite le cas
d'une femme de cinquante-six ans, opérée pour un fibrome de
l'utérus. Au cours de l'hysterectomie, les uretères furent liés
accidentellement. Après cinq jours d'anurie, on essaya des
injections de sérum. Dès la première, l'œdème pulmonaire fut
manifeste, accompagné de toux et d'infiltration splénique. A
l'autopsie, on trouva les poumons et la rate œdématiés, et il
existait de l'hydrothorax unilatéral. Certes, on ne saurait
comparer cette anurie mécanique à l'anurie des brightiques ;
toutefois, lorsque la sclérose est étendue et ferme le rein, les
désordres provoqués par l'injection sont identiques.

Parmi les lésions pulmonaires qui contre-indiquent les
injections salines, il faut citer, en premier lieu, celles de la
tuberculose. Les injections sont suivies de véritables poussées
— affirmant par là même un diagnostic auparavant incertain
peut-être ; il est préférable d'y renoncer. Elles peuvent amener
la mort promptement dans la granulie. Nous avons vu récemment un adulte, malade depuis vingt jours, survivre à peine
seize heures à une injection de 500 grammes. Ses poumons
étaient farcis de tubercules. Bosc et Vedel ont signalé un cas
analogue. Nous ne connaissons pas de pneumonie chez un

diabétique soignée par le sérum ; l'injection a sauvé du coma (cas de Minonsky, de Roget) ou amélioré des diabétiques (Leprince, Diskinson).

C'est une indication.

Les œdèmes chroniques (mal de Bright et œdème cardiaque) peuvent faire repousser l'injection intra-veineuse. Il doit être préférable de s'abstenir lorsque le malade porte un épanchement pleurétique, malgré la valeur diurétique du sérum, l'œdème et la congestion pouvant provoquer subitement l'asphyxie — au contraire les menaces de pleurésie ne doivent pas faire hésiter un instant. Paté, dans sa thèse (obs. XXIX), parle d'une femme âgée de dix-huit ans, primipare, récemment accouchée, qui présenta des signes de pleurésie et de bronchopneumonie probablement d'origine streptococcique. Elle reçut durant plusieurs jours 4,950 gr. de sérum artificiel en injections intra-veineuses et sous-cutanées. Elle guérit lentement. Dans l'obs. IV le même fait s'est présenté. Pour en finir avec les contre-indications possibles, disons que Bosc et Vedel n'ont pas enregistré d'accidents chez des nerveux atteints de sclérose et d'hémorragie cérébrale, et que l'hyperthermie (obs. V) ne contre-indique en rien les injections salines.

Quoi qu'il en soit, cette question des indications doit être posée tôt — il ne faut pas laisser se produire l'hépatisation grise, faire ce que l'on fait trop souvent, c'est à dire : utiliser la médication saline sans confiance, comme pis-aller, de façon telle que l'usage du sérum ne va pas la plupart du temps sans un pronostic fatal à brève échéance.

CHAPITRE VI

Indication des injections intra-veineuses ou sous-cutanées.

Galvagni, Landouzy, Bosc et Vedel, ont employé l'injection intra-veineuse. Ces derniers auteurs comparant les deux méthodes d'injections intra-veineuse et sous-cutanée préconisent celle-là pour leur réaction intense et moins lointaine — mais ils reconnaissent (obs. IX) qu'on peut observer une réaction presque aussi intense après une injection intra-veineuse — la saignée préalable en serait la cause. — Houël, Ausset et Mouton, Reynaud s'en tiennent à l'injection sous-cutanée et ils ont obtenu de forts beaux résultats. Les deux méthodes d'injections ont leurs avantages et leurs inconvénients. L'injection intra-veineuse est indiquée lorsque le malade est soigné très tardivement ou lorsque l'injection sous-cutanée donne des résultats nuls; elle doit être lente ; elle est absolument contre-indiquée, dangereuse, lorsque le malade peut présenter de l'œdème pulmonaire ou de l'hydrothorax pour des causes déjà énumérées. Souvent la simple injection sous-cutanée sera efficace. Elle expose moins aux congestions, aux imbibitions suraiguës du poumon, et à dose égale elle présente les avantages de l'injection intra-veineuse, sauf l'extrême vitesse d'absorption. L'absorption n'est pourtant pas longue après une injection sous-cutanée (en deux heures cinq cents grammes peuvent être résorbés). Toutes ces raisons semblent militer en sa faveur. De plus, elle est plus facile à réaliser que l'injection intra-veineuse surtout hors d'un milieu hospitalier.

On a si souvent insisté sur la technique des injections qu'il serait superflu d'y revenir. Cependant, c'est peut-être agir avec trop de prudence que recommander de ne pas dépasser 200 grammes par boules d'œdème, si l'on ne veut pas s'exposer à des abcès et déterminer des douleurs très vives (Amillet). Chez les pneumoniques, on peut injecter cinq cents grammes dans la même boule d'œdème, la douleur est minime, elle est émoussée ; un litre est la quantité maxima à injecter par la même piqûre — quant aux abcès, ils ne sont pas à craindre lorsqu'on opère aseptiquement.

CHAPITRE VII

Avantages et désavantages des injections salines.
Comparaison avec divers modes de traitement.

La médication saline abaisse la température, relève la pression artérielle et la diurèse, tonifie le système nerveux. Le bain froid et la digitale présentent une action analogue, mais moins prompte et moins complète.

Parlons d'abord du bain froid. Le bain abaisse moins uniformément la température que le sérum, son effet surprend le malade, se manifeste en quelques minutes et se dissipe en trois ou quatre heures. Il relève la pression mais avec infiniment moins d'énergie et d'instantanéité. On ne parle pas de pneumonique agonisant plongé dans un bain et présentant l'amélioration observée par Galvagni, par Bosc (obs. IX), après leurs injections. Il active bien moins la diurèse que le sérum et ne neutralise en rien les toxines. Ceci est manifeste. Son avantage est de régulariser le système nerveux et le fonctionnement de tous les organes sans excitation préalable — d'une manière lente — avantage fort discutable dans une pneumonie à pronostic grave et encore de ne pas avoir les mêmes contre-indications que le sérum (tuberculose).

Comme dernier argument, on ne saurait comparer la mortalité de la pneumonie traitée par les bains avec la mortalité de la pneumonie traitée par le sérum. On peut évaluer la léthalité à 50/100 dans le premier cas (Catrin.), dans le second cas, à 20/100 (9 décès sur 48 malades, l'ensemble des cas énumérés plus haut, nous ne faisons pas entrer dans la proportion les cas de Reynaud, qui amélioreraient encore la statistique).

Malgré tout, les avis sont différents. M. le professeur Landouzy préfère l'injection saline et Delbet a dit : « Je crois que nous ne possédons pas une méthode antithermique aussi puissante. Peut-être les bains froids donnent-ils des résultats immédiats, comparables, mais ces résultats sont moins durables. »

Les faits sont non moins probants à propos de la digitale. La digitale échoue où le sérum artificiel réussit. Dans les observations I, IV, V, la digitaline de Mialhe, administrée à la dose de soixante gouttes, n'avait pas amené la diurèse, la défervescence, le relèvement du cœur constatés souvent dans les pneumonies d'intensité moyenne ou même grande (Gingeot et Deguy). Le sérum artificiel y réussit.

Malgré la dissemblance existant entre l'action intime de la digitale et du sérum, il est utile d'affirmer la supériorité du sérum — tout en faisant ressortir que l'association des deux modes de traitement donne les meilleurs résultats.

Lorsqu'on a fait précéder son administration d'une saignée, bien des inconvénients du sérum disparaissent ; et on n'a pas à redouter une augmentation de la dyspnée et l'œdème pulmonaire pendant la réaction, les avantages sont doublés : désintoxication plus facile à réaliser, disparition des phénomènes pulmonaires plus prochaine.

Pour M. Michel, qui est un chaud partisan de la saignée, l'effet du sérum serait même, sans elle, assez médiocre. Bosc et Barré avaient déjà insisté sur les avantages de la saignée-transfusion et de la saignée rectifiée. Cette pratique sera heureusement suivie dans bien des cas — elle n'est pas absolument indispensable.

CONCLUSIONS

I. — La solution physiologique de sérum artificiel est un adjuvant très précieux et très énergique dans le traitement des pneumonies graves.

II. — Elle produit une réaction thermique variable, une défervescence artificielle qui peut être complète ou incomplète, momentanée ou définitive.

III. — En même temps, elle relève le cœur très rapidement et augmente les moyens d'expulsion des déchets organiques (diurèse considérable ; sueurs, diarrhée).

IV. — Après la défervescence artificielle définitive due à l'action du sérum, les phénomèmes pulmonaires ne rétrocèdent pas aussi rapidement qu'après une défervescence naturelle.

V. — L'action heureuse et intime du sérum peut se traduire comme dans toutes les infections par les hypothèses suivantes : Relèvement de la phagocytose et oxydations plus énergiques.

VI. — Les indications principales du sérum se tirent de la gravité de l'état général, du mauvais fonctionnement du cœur et du rein, de l'évolution prolongée de la pneumonie et de sa forme anormale. Les contre-indications se tirent des lésions du système nerveux qui commande au cœur (tachycardie paroxystique), des lésions péricardiques et vasculaires (symphyse cardiaque ; embolie, phlébite) ; de l'état du rein (sclérose rénale) et du poumon (tuberculose).

VIII. — Les doses de sérum à injecter varient suivant l'âge. Pour l'adulte, les doses moyennes (500 gr.) donnent des résultats satisfaisants. L'injection sous-cutanée est suffisante dans la plupart des cas.

VIII. — Le sérum artificiel provoque l'abaissement de la température aussi bien sinon mieux que le bain froid — une diurèse plus considérable que la digitale et le relèvement de la pression artérielle plus rapidement.

IX. — Lorsque le malade n'est ni un enfant ni un vieillard, lorsqu'il est albuminurique, lorsque l'hépatisation est généralisée, lorsque la cyanose apparaît, lorsque le malade présente une constitution assez vigoureuse, combiné avec la saignée, l'usage du sérum donne des résultats plus immédiatement appréciables et finalement meilleurs.

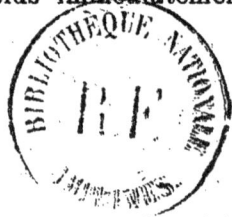

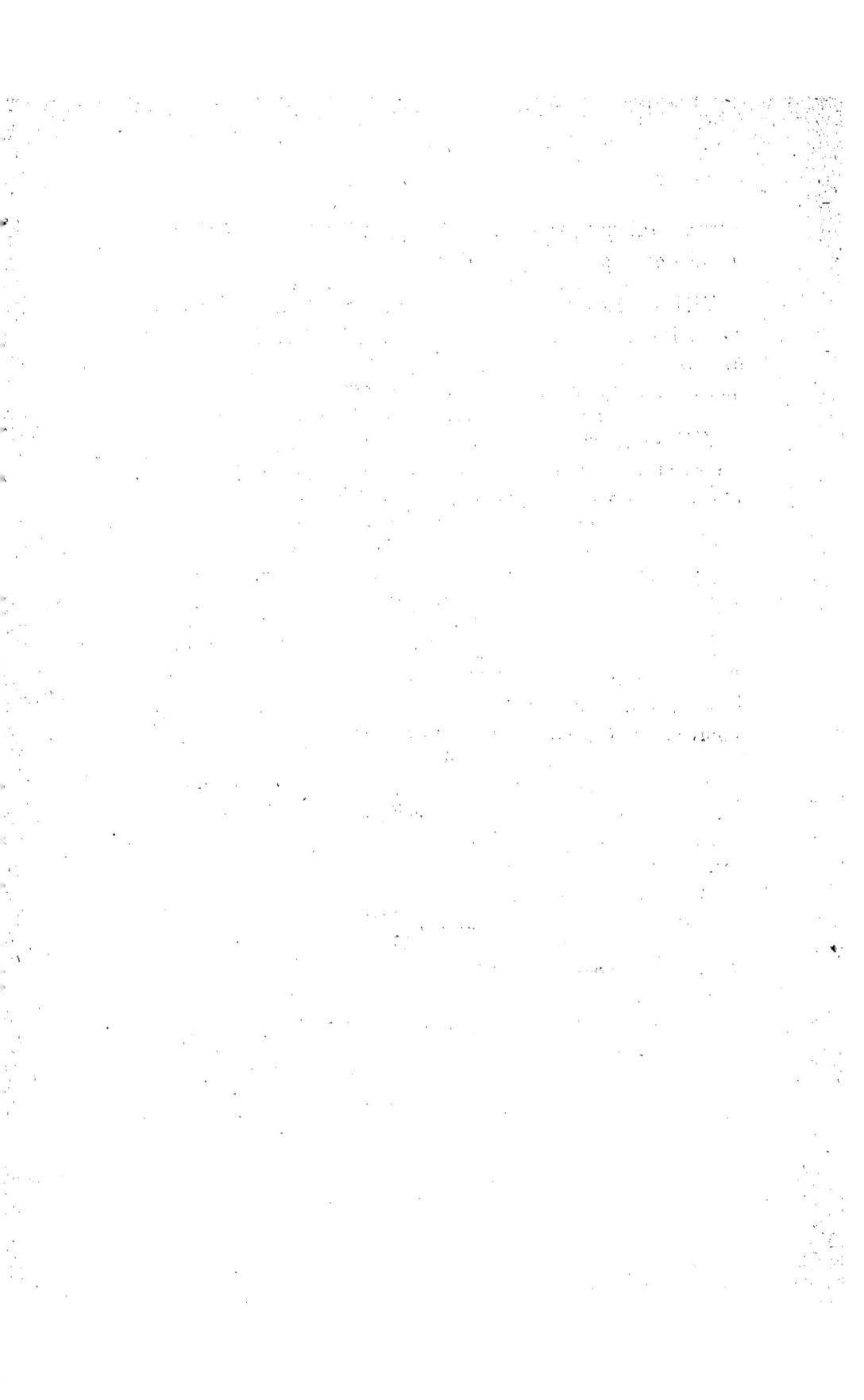

INDEX BIBLIOGRAPHIQUE

AMILLET. — Thèse 1897.

BARRÉ. — De la saignée rectifiée. Janvier 1898.

BOLOGNESI. — Revue de Thérapeutique générale. Novembre 1898. Février 1899.

BOSC et VEDEL. — Revue de Médecine 1897-98.

BOVET. — Revue de Thérapeutique. Décembre 1898.

CATRIN. — Gazette des Hôpitaux. Octobre 1895.

CHAUFFARD. — Deux cas de Tachycardie. Bulletin Médical 1896.

CLAISSE. — Société de Biologie et Revue de Chirurgie 1896.

BASTRE et LOYE. — Du lavage du sang dans les maladies infectieuses (Société de Biologie) 1889.

DEBOVE. — Semaine médicale 1895.

DELBET. — Presse Médicale 1897.

FOURMEAUX. — Thèse 1897.

GINGEOT et DEGUY. — Revue de Médecine 1898.

HAYEM. — Presse Médicale 1896-97.

HOUEL — Revue de Thérapeutique médico-chirurgicale. Juin 1899.

LANDOUZY. — Art. Pneumonie in Traité Brouardel et Gilbert.

LEJARS. — Le lavage du sang 1897.

LOCHELONGUE. — Thèse 1896.

MAYET. — Lyon Médical 1891.

MALASSEZ. — Société de Chirurgie. Mai 1896.

MICHEL. — Gazette des Hôpitaux. Avril 1900.

MORANO. — Riforma Medica 1899.

PATÉ. — Thèse 1896.

REYNAUD. — Société de Thérapeutique. Novembre 1899.

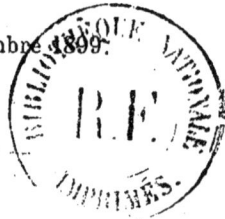

51

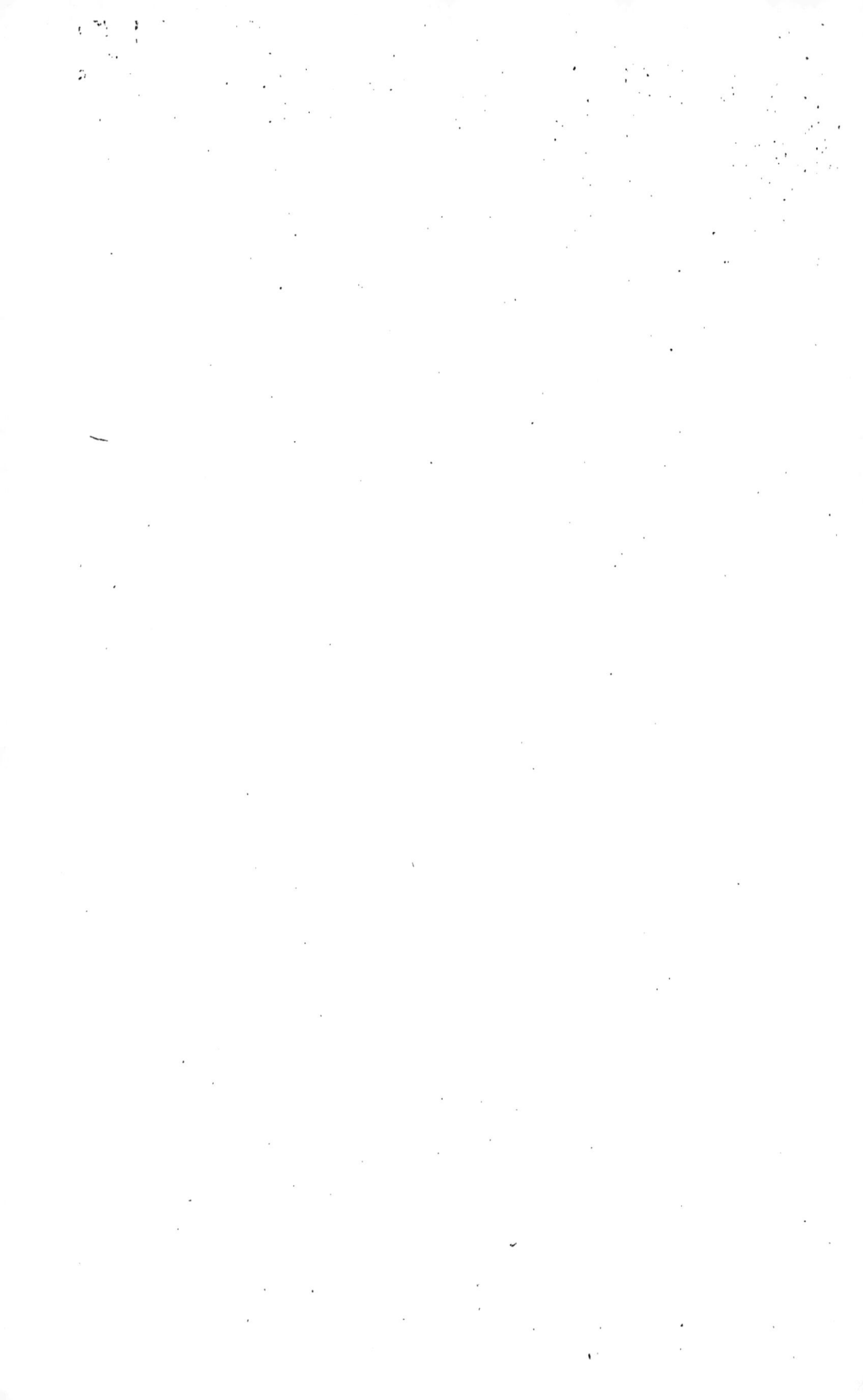

www.ingramcontent.com/pod-product-compliance
Lightning Source LLC
Chambersburg PA
CBHW071753240925
PP17089400001B/33